产科主任医师帮帮忙

科学产检很重要

30年一线临床产检"干货"分享

陈倩 —— 主编

北京大学第一医院妇产科主任医师、教授
中国优生科学协会常务理事

吉林科学技术出版社

图书在版编目（CIP）数据

科学产检很重要 / 陈倩主编 . -- 长春：吉林科学技术出版社，2022.11
（产科主任医师帮帮忙）
ISBN 978-7-5578-9124-4

Ⅰ.①科… Ⅱ.①陈… Ⅲ.①妊娠期－妇幼保健－基本知识 Ⅳ.① R715.3

中国版本图书馆 CIP 数据核字（2021）第 269153 号

科学产检很重要
KEXUE CHANJIAN HEN ZHONGYAO

主　　编	陈　倩
全案策划	悦然生活
出 版 人	宛　霞
策划编辑	穆思蒙　张　超
责任编辑	王聪会
封面设计	杨　丹
制　　版	悦然生活
幅面尺寸	170 mm × 240 mm
开　　本	16
印　　张	13
字　　数	270千字
印　　数	1-6 000册
版　　次	2022年11月第1版
印　　次	2022年11月第1次印刷
出　　版	吉林科学技术出版社
发　　行	吉林科学技术出版社
地　　址	长春市福祉大路5788号出版集团A座
邮　　编	130118

发行部电话/传真　0431-81629529　81629530　81629531
　　　　　　　　　　　　　　　　81629532　81629533　81629534
储运部电话　0431-86059116
编辑部电话　0431-81629518
印　　刷　长春新华印刷集团有限公司
书　　号　ISBN 978-7-5578-9124-4
定　　价　59.90元
如有印装质量问题　可寄出版社调换
版权所有　翻印必究　举报电话：0431-81629508

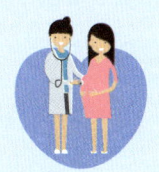

前言

都说怀孕是女人最幸福的时刻,但一提到产检,很多孕妈妈都犯难了。

包子妈妈:这么多产检项目,我真不了解,哪些是重要的、必须要做的,哪些是可以不用做的?

辣妈贝尔:我面对产检,真的是一头雾水,看到这么多检查报告更是不知道从哪儿看起。B超单、唐筛单、胎心监护图里面的指标和数据代表什么意思?
……

别着急,本书会为孕妈妈详细讲一讲产前检查那些事儿!产科主任医师会告诉你孕期需要做几次产检,每次产检需要做哪些项目,怎样可以让产检的效率更高一些,产检报告单上的数据都代表什么意思,等等。

不少孕妈妈抱怨,起大早去排队产检,等真正问诊的时候,医生只说了五分钟,很失落。这其实是因为医生每天要面对的孕妈妈实在太多,只能用最简洁的语言表达最重要的事,节省时间。因此,书里有"产科医生重点提示"栏目会告诉你一些你没有注意到,但又非常有用的产检小秘密。此外,书中还精心设置了"准爸爸重点看"栏目,让准爸爸更好地参与到孕期的产检过程中来,更好地关心、呵护孕妈妈。

希望每个妈妈都有一个快乐的孕期,孕育一个健康的宝宝!

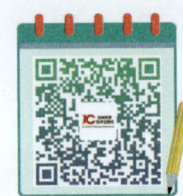

- 专家在线问诊
- 科学备孕攻略
- 孕期知识百科
- 膳食营养指南

扫码获取

❋ 关于产检，这10个误区不得不纠正	1
❋ 预习一下，孕期需要做哪些检查	5

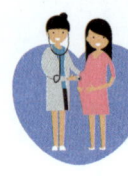

产检前奏　同房后10～14天验孕

❋ 在家用早孕试纸验孕	8
怀孕10～14天时可以测出来	8
早孕试纸的使用方法	8
早孕试纸结果判定	9
❋ 抽血查hCG	10
血检和尿检是检测hCG的方法	10
不要盲目跟别人比hCG高低	10
解读hCG检测单	11
❋ 首次B超	12
最佳检查时间	12
看心管搏动，听胎心	12
排除宫外孕	13
❋ 网络热搜问答	14

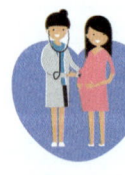

第1次产检　孕6～12周　建档

❋ 第1次产检项目	16
❋ 建档	17
什么是建档	17
提前办好"母子健康档案"	17
建档的流程	18
选定信赖的医院和医生	18
会利用时间才是聪明的孕妈妈	19
提前"侦察"医院，不走冤枉路	19
❋ 听胎心	20
正常的胎心频率	20
听胎心要注意什么	20

- **脱畸全套检查（TORCH 感染筛查）** 21
  - 风疹病毒是先天性心脏畸形的罪魁祸首 21
  - 教你看懂化验单上的加号 21
  - 脱畸全套检查（TORCH 感染筛查）化验单解读 22
- **尿常规检查** 24
  - 为什么要做尿常规检查 24
  - 尿常规化验单解读 24
- **乙型肝炎病毒筛查** 26
  - 乙型肝炎病毒五项筛查，减少宫内感染的概率 26
  - 乙型肝炎病毒五项化验单解读 26
- **乙型肝炎病毒携带者如何怀孕** 28
  - 乙型肝炎病毒携带者可以怀孕 28
  - 乙型肝炎病毒携带者怀孕有什么风险 28
  - 孕期应该注意这 4 点 28
  - 如何避免传染给宝宝 28
  - 如何知道宝宝是否感染乙型肝炎 29
- **甲状腺功能筛查** 30
  - 甲状腺功能筛查重点 31
  - 甲状腺疾病患者孕育须知 32
- **早期排畸检查** 33
  - NT 筛查是排除胎儿畸形的重要依据 33
  - 孕 11~13 周，要做 NT 筛查 33
  - NT 的临界值是 2.5 毫米，还是 3 毫米 34
  - NT 异常要做什么检查 34
- **凝血检查** 35
  - 凝血检查化验单解读 35
- **量体重** 36
  - 体重反映了营养状况和健康状况 36
  - 怀孕了，就要坚持监测体重 36
  - 孕期体重还需适量增长 36
  - 特殊妈妈的体重管理 37
  - 孕早期不必补充大量营养 37
  - 孕期适宜摄入的总热量值 37
- **网络热搜问答** 38

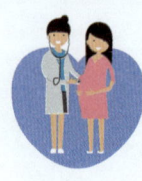

第 2 次产检 孕 15～20 周 唐氏筛查

* **第 2 次产检项目** … 40
* **唐氏筛查** … 41
  * 什么是唐氏筛查 … 41
  * 为什么要做唐氏筛查 … 41
  * 唐氏筛查前的准备工作 … 41
  * 教你读懂唐氏筛查报告单 … 42
  * 唐氏筛查的流程看这里 … 43
  * 预防唐氏儿孕育须知 … 44
* **羊水穿刺** … 45
  * 唐筛不及格,应做羊水穿刺 … 45
  * 什么是羊水穿刺 … 45
  * 这些孕妈妈需要做羊水穿刺 … 46
  * 做羊水穿刺你该知道的 … 46
* **无创 DNA** … 48
  * 无创 DNA 你该了解的知识 … 48
  * 无创 DNA 与羊水穿刺 + 核型分析的区别 … 49
  * 无创 DNA 不能替代羊水穿刺 … 49
  * 无创 DNA 检测流程 … 49
* **监测血压** … 50
  * 孕 20 周后密切监测血压变化 … 50
  * 正常的血压值 … 50
  * 警惕妊娠期高血压疾病 … 50
  * 血压居高不下怎么办 … 50
  * 怎样预防妊娠期高血压疾病 … 50
* **测量宫高、腹围** … 51
  * 腹围在孕期是如何增长的 … 51
  * 在家怎么量宫高和腹围 … 52
  * 不同孕周的妊娠宫高 … 52
* **学习感受胎动** … 53
  * 胎动是什么 … 53
  * 有规律的胎动 … 53
  * 胎动的变化 … 53
* **网络热搜问答** … 54

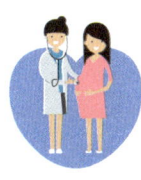

第 3 次产检　孕 21～24 周　B 超大排畸

- **第 3 次产检项目** 58
- **B 超大排畸** 59
  - B 超大排畸检查脏器、四肢等是否有畸形 59
  - 大排畸，不用憋尿 59
  - 做 B 超前散散步，让宝宝处于活动状态 59
  - B 超大排畸报告单解读 60
  - 做 B 超大排畸的最佳时间 61
  - B 超报告单的各项参数 62
- **三维彩超 VS 四维彩超** 63
  - 选择三维还是四维彩超 63
  - 三维彩超 63
  - 四维彩超 63
  - 做四维彩超前，心态要平和 63
- **教你看懂胎儿结构超声成像** 64
- **关注羊水量** 66
  - 羊水越多越好吗 66
  - 羊水过少也不好 66
  - B 超羊水量检查报告单解读 67
- **网络热搜问答** 68

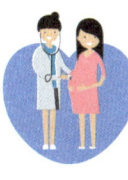

第 4 次产检　孕 24～28 周　妊娠期糖尿病筛查

- **第 4 次产检项目** 70
- **妊娠期糖尿病筛查** 71
  - 什么是妊娠期糖尿病 71
  - 自查是否属于妊娠期糖尿病高危人群 72
  - 做糖筛的注意事项 73
  - 妊娠期糖尿病筛查的过程 73
  - 75 克葡萄糖耐量试验（OGTT）化验单解读 74
  - 妊娠期糖尿病患者孕育须知 75
- **均衡饮食，控制血糖** 76
  - 控制总热量 76
  - 选择低生糖指数食物 76

· 7 ·

避免过量吃甜食	77
多吃富含膳食纤维的食物	77
吃零食要有节制	77
注意餐次分配，少食多餐	78
保证充足的蛋白质摄入	78
上班族孕妈妈中餐控糖方案	79
✻ **糖尿病妊娠和妊娠期糖尿病不完全是一回事**	80
糖尿病妊娠需要区别于妊娠期糖尿病	80
糖尿病妊娠和妊娠期糖尿病的不同点	81
糖尿病妊娠和妊娠期糖尿病的相同点	83
✻ **人体成分的检测**	84
人体成分	84
生物电阻抗法	84
孕妈妈做人体成分检测的意义	85
✻ **网络热搜问答**	86

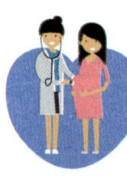

第5次产检　孕29～32周　妊娠期高血压疾病筛查

✻ **第5次产检项目**	88
✻ **妊娠期高血压疾病筛查**	89
妊娠期高血压疾病的分类及诊断标准	89
血压检查	91
妊娠期高血压疾病患者孕育须知	93
妊娠期高血压疾病患者的饮食	94
建议左侧卧睡姿	97
✻ **孕期水肿检查**	98
孕期水肿的分类	98
什么原因会导致孕期水肿	98
"指压法"自查水肿	98
✻ **先兆子痫是非常严重的妊娠期高血压疾病**	99
先兆子痫很危险，出现下列情况必须即刻住院	99
孕妈妈这样做，帮助预防先兆子痫	99
✻ **网络热搜问答**	100

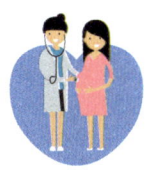

第6次产检　孕33～34周　B超评估胎儿体重

* 第6次产检项目 　　　　　　　　　　　　　　　　102
* B超检查 　　　　　　　　　　　　　　　　　　　103
  胎位的那些事儿 　　　　　　　　　　　　　　　104
  要想纠正胎位，需把握最佳时机 　　　　　　　107
* 孕晚期的胎儿监护 　　　　　　　　　　　　　　109
  胎动计数 　　　　　　　　　　　　　　　　　　109
  胎心监护 　　　　　　　　　　　　　　　　　　113
* 网络热搜问答 　　　　　　　　　　　　　　　　117

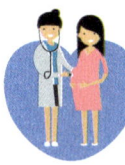

第7次产检　孕35～36周　阴道分泌物检查、心电图检查和内检

* 第7次产检项目 　　　　　　　　　　　　　　　　120
* 阴道分泌物检查 　　　　　　　　　　　　　　　121
  阴道分泌物检查查什么 　　　　　　　　　　　121
  孕期如何预防阴道炎 　　　　　　　　　　　　122
  孕期得了阴道炎怎么办 　　　　　　　　　　　122
* B超检查 　　　　　　　　　　　　　　　　　　　123
  估算一下胎儿的重量 　　　　　　　　　　　　123
  B超结果显示脐带绕颈了，怎么办 　　　　　　124
* 内检 　　　　　　　　　　　　　　　　　　　　　125
  内检需要查什么 　　　　　　　　　　　　　　125
  内检前的准备 　　　　　　　　　　　　　　　　125
  做内检的过程 　　　　　　　　　　　　　　　　125
* B族链球菌筛查 　　　　　　　　　　　　　　　　126
  B族链球菌感染危害大 　　　　　　　　　　　　126
  B族链球菌筛查 　　　　　　　　　　　　　　　126
  B族链球菌筛查阳性，怎么办 　　　　　　　　126
* 心电图检查 　　　　　　　　　　　　　　　　　　127
* 肛肠外科检查 　　　　　　　　　　　　　　　　128
  直肠指诊就能查痔疮 　　　　　　　　　　　　128
  便秘会加重痔疮症状，该怎么办呢 　　　　　128

· 9 ·

- **预防早产** 132
  - 什么是早产 132
  - 诱发早产的两大原因 132
  - 避免早产，坚持定期做产检 133
  - 哪些孕妈妈应该进行胎膜早破检查 134
  - 如发现胎膜早破情况应及时到医院检查 134
  - 胎膜早破发生了，孕妈妈该如何从容应对 135
  - 好习惯防早产 135
- **网络热搜问答** 136

第 8 次产检　孕 37 周　B 超测羊水、量盆骨

- **第 8 次产检项目** 138
- **监测羊水** 139
  - 羊水为什么变得浑浊了 139
  - 羊水混浊该怎么办 139
- **骨盆测量** 140
  - 骨盆大小和形态是决定分娩方式的重要指标 140
  - 骨盆外测量和内测量 140
  - 做骨盆内测量时要学会放松 140
  - 骨盆测量标准值 141
  - 判断是否入盆 142
- **练习可以减轻分娩疼痛的拉梅兹呼吸法** 145
- **网络热搜问答** 147

第 9~13 次产检　孕 38~42 周　临产每周检查

- **第 9~13 次产检项目** 150
- **临产检查** 151
  - 检查阴道的情况，判断分娩进程 151
  - 羊水的状态，直接关系着宝宝的安危 151
  - 胎心监护，及时发现胎宝宝宫内状态 152
  - 宫颈成熟度越好，分娩成功率越高 152
- **产前 B 超检查** 153
  - 产前 B 超检查的目的 153

　　　　胎位不正怎么办　　　　　　　　　　　　　　153
* **凝血检查**　　　　　　　　　　　　　　　　　154
* **临产征兆**　　　　　　　　　　　　　　　　　156
　　　　见红，更接近分娩了　　　　　　　　　　　156
　　　　阵痛，分娩最开始的征兆　　　　　　　　　156
　　　　破水，真的要分娩了　　　　　　　　　　　157
* **顺产**　　　　　　　　　　　　　　　　　　　158
　　　　自己生，大人孩子益处多　　　　　　　　　158
　　　　顺产，可不是想生就生那么简单　　　　　　158
　　　　要想生得快，最好做做助产运动　　　　　　161
　　　　细说产程，消除您生产的担忧　　　　　　　162
* **缓解分娩痛的方法**　　　　　　　　　　　　　165
* **剖宫产**　　　　　　　　　　　　　　　　　　168
　　　　哪些孕妈妈需要剖宫产　　　　　　　　　　168
　　　　剖宫产手术的注意事项　　　　　　　　　　168
　　　　剖宫产手术里的重中之重——麻醉　　　　　169
　　　　剖宫产刀口，横的好还是竖的好　　　　　　170
　　　　需要"顺转剖"的情况　　　　　　　　　　171
　　　　剖宫产手术步骤　　　　　　　　　　　　　171
* **双胞胎、多胞胎的分娩方式**　　　　　　　　　172
　　　　预产期来临前，要做好咨询　　　　　　　　172
　　　　胎位合适，双胞胎也是有顺产希望的　　　　172
　　　　为了宝宝的安全，多胞胎最好剖宫产　　　　172
* **新生宝宝要做的检查**　　　　　　　　　　　　173
　　　　宝宝是否健康，阿普加（Apgar）评分说了算　173
　　　　宝宝会在产房里做哪些基本检查　　　　　　174
　　　　注射维生素K，预防新生儿出血　　　　　　175
　　　　验足跟血、接种疫苗、听力筛查、基因筛查　175
　　　　关注呼吸和监测微量血清胆红素　　　　　　176
* **网络热搜问答**　　　　　　　　　　　　　　　177

产后 42 天检查

* **产后新妈妈的身体变化**　　　　　　　　　　　180
　　　　子宫复原　　　　　　　　　　　　　　　　180
　　　　子宫颈恢复　　　　　　　　　　　　　　　180

子宫内膜表层脱落、重生　　　181
　　　盆底组织恢复　　　181
　　　阴道及会阴恢复　　　181
　　　输卵管恢复　　　181
　　　卵巢恢复　　　182
　　　心脏系统恢复　　　182
　　　泌尿系统恢复　　　182
　　　消化系统恢复　　　182
　　　乳房的变化　　　183
✻ **新生宝宝的身体变化**　　　184
　　　新生儿的外观　　　184
　　　新生儿的体重　　　184
　　　新生儿的头围和囟门　　　185
　　　新生儿的身长　　　185
　　　新生儿身体系统发育的生理特点　　　186
　　　新生儿特殊的生理现象　　　188
✻ **产后42天新妈妈的检查**　　　189
　　　乳房　　　189
　　　血糖　　　189
　　　血压　　　190
　　　血常规、尿常规　　　190
　　　盆腔器官　　　190
✻ **新生宝宝的检查**　　　191
　　　身长　　　192
　　　体重　　　192
✻ **网络热搜问答**　　　193

✻ **附录　0~3岁宝宝接种疫苗**　　　194
　　　一类疫苗接种时间表　　　194
　　　二类疫苗接种时间表　　　195
　　　入园前，检查疫苗预防接种证　　　196

关于产检，
这 10 个误区不得不纠正

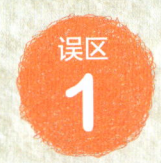

误区 1　孕早期不用产检

丫丫妈："我知道自己怀孕了就行，不必急着做检查，等到怀足 12 周以后再到医院建档检查就可以。孕早期就去做 B 超检查，说不定会对刚成形的胎儿造成不好的影响。"

产科医师辟谣：孕早期（妊娠 12 周内）做检查非常重要。

孕早期做好检查，能很好地避免高危妊娠，大大降低孕妈妈出问题的可能性。

B 超检查是非常安全的，它不仅能帮助月经期不准的孕妈妈确定孕周，还能提前发现宫外孕之类的危险情况。如果不做检查，盲目将宫外孕出血当成先兆流产的情况进行保胎，后果不堪设想。

B 超检查是利用超声波来探测体内状况的一种检查。简单地说，超声波就和我们说话时发出的声波（声音）类似，基本不会对人体产生影响，正确利用 B 超检查是安全且有效的。

至于"阴超"，它的全名是阴道 B 超，是将探头放在阴道内检查，在没有阴道出血、传染病等不适合做检查的疾病时，阴道 B 超和腹部 B 超一样安全，不会引发流产或其他不良后果。

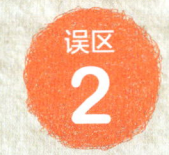

误区 2　做过孕前检查不必做产检

皮球妈："孕前做足了准备，进行了全面检查，就等于确保了妊娠安全，到了怀孕后不必再做产检。"

产科医师辟谣：孕前检查不能替代产检。

孕前检查和产前检查，其实针对的是不同的方面，都很重要，且不能相互替代。孕前检查的主要目的在于排除遗传病，而产前检查则是要在检查胎儿是否有缺陷的同时，随时跟踪了解孕妇和胎儿的营养、健康情况，做好选择分娩方式和应对突发状况的准备。

误区 3　夫妻双方没有遗传病史，不必做产检

朵朵妈："听说有一项产前检查叫唐氏综合征筛查，就是检查胎儿有没有患 21- 三体综合征、18- 三体综合征等遗传性疾病。我和我老公双方的家庭都没有此类遗传病史，就不用再查了。"

产科医师辟谣：没有遗传病史，也要做产检。

产前检查的功能有：跟踪了解胎儿的发育情况、营养健康状况、选择分娩方式等，遗传病筛查只是其中一部分内容。家族中没有遗传病史，并不表示胎儿就没有携带缺陷基因的可能。如果夫妻双方刚好都是某一种隐性致病基因的携带者，那么孩子将有一定概率患病。

误区 4　产前检查就是血液检查

苹果妈："除了做 B 超，产前检查也就剩抽血化验了，至于问病史什么的，就是走个过场，没必要详细告诉医生。"

产科医师辟谣：产检只血液检查是不够的。

产前筛查的风险评估可不仅仅是通过血液检查就能一清二楚的，孕妈妈的年龄、身高、体重、腹围、孕周、个人史（比如是否抽烟、是否患有糖尿病及高血压），以及生育史等，都可能影响母胎安全。只有了解清楚全面的信息，医生才能做出合理的孕期指导。

误区 5　做好产检就万无一失

乐乐妈："产前检查问了那么多，查了那么多，应该能查出我所有的患病风险了吧？是不是做好产检就万无一失了？"

产科医师辟谣：产检不是万能的。

产检的确能及时发现、处理一些问题，但这并不表示它是万能的。

如血液学检查只能评估 21- 三体综合征、18- 三体综合征、开放性神经管缺陷、13- 三体综合征的风险，超声检查可以发现一部分胎儿发育异常、畸形的情况，但无论哪种检查手段，其评估范围都是有限的，准确率也不可能达到 100%。大家还是要抱有平常心，不要过分夸大产前检查的功能。产前检查不是万能的，但不做产前检查是万万不能的。

误区 6 产检异常就要终止妊娠

苹果妈:"产前检查很有用,如果查出异常,是不是就得放弃这个孩子?"

产科医师辟谣:是否终止妊娠得看是怎样的异常。

一些形态上的畸形,如多一个手指、兔唇等,没有合并其他染色体异常,对宝宝出生后活动是没有明显影响的。宝宝出生后可以通过手术修复,而不必终止妊娠;如果是无脑儿、内脏膨出等严重畸形,则要终止妊娠。总之,如何处理,要请专业的医生结合胎儿的情况来做决定。

此外,就像前面一条说的,任何检查的准确性都不是100%,即使是高风险,也不是检查一次就可以下定论,而低风险同样不表示就能高枕无忧,定期复诊必不可少。

误区 7 不用做妇科检查

安安妈:"医生给我开了内检的单子,我婆婆说,孕妇就别做妇科检查了,会导致流产。到底做不做?"

产科医师辟谣:需要根据医生的建议来。

老人的话,有可能是宝贵的经验,但也有可能是落后的观念。上面的话就是对妇科检查的误解。妇科检查是孕早期检查中的必检项目,它对排查宫颈赘生物、生殖道感染、宫颈恶性肿瘤、盆腔病变等是非常重要的,而且这些常规检查并不会对胎儿造成任何损害。

误区 8 第一胎没事,怀二胎时可以少做产检

云云妈:"生第一个孩子的时候一切安好,那怀第二个孩子应该可以少做些产前检查了吧?"

产科医师辟谣:无论是一胎、二胎,还是三胎、四胎,都应该定期接受产检。

"二胎"并不是"一胎"的复制粘贴,生命体的基因构成不会和"一胎"一模一样,而孕妈妈的生理状况也处在不断变化中,只有定期产检,才能跟踪了解母胎状况,保障二者的健康。此外,35岁以后,不论是初产妇还是经产妇,怀孕风险都会相对升高,胎儿染色体畸变率变高,因此做好产检更是必不可少。

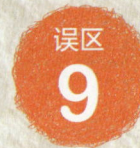

误区 9　产检时间随机定

甜甜妈:"我不是全职妈妈、我不想动、今天天气不好……不想按时去做产检的我,有一万种理由来拒绝。弱弱地说,其实也没必要非得遵医嘱定期检查吧……"

产科医师辟谣:产前检查的次数和时间间隔都是有科学依据的,不能随意改变。

按照医生安排的时间去做产检,能更好地检测宝宝的生长发育和孕妈妈的健康状况,而且一些特定的检查只有在特定的阶段进行,才能获得最佳数据,如11~13周是NT(颈项后透明带宽度)的最佳检测时间,11周之前胎宝宝太小了,扫描不出来,而过了14周,过多的液体可能被宝宝正在发育的淋巴系统吸收,使得检查结果缺乏准确性。因此,一定不要无端错过检查时间。即使真的遇到特殊情况不能按时产检,也要遵医嘱另择合适的日期去做检查。

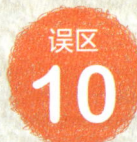

误区 10　年轻可以少产检

轩轩妈:"我知道高龄产妇危险系数高,作为年轻孕妈,是不是可以少做产前检查,或者干脆不做呢?毕竟我年轻身体好。"

产科医师辟谣:不论什么年龄,怀孕了都要做好产检。

女性的最佳妊娠年龄在24~29岁,婚育过晚固然不利于母胎健康,但婚育过早也不利于母胎健康。若婚育过早,由于男女生殖器官和骨盆还处于发育阶段,未充分成熟,孕育后胎儿会和母体争夺营养,既不利于胎儿发育,也不利于母体健康。流产、早产或发生并发症、后遗症的概率都会增大。即使是适龄怀孕,发生异常的风险比较低,也不代表不会发生异常。所以,每个孕妈妈都要做好产检。

- 专家在线问诊
- 科学备孕攻略
- 孕期知识百科
- 膳食营养指南

扫码获取

预习一下，孕期需要做哪些检查

孕期	检查项目	检查内容
孕1~2月	人绒毛膜促性腺激素（hCG）	确保孕酮和hCG在正常范围，对保胎和维持妊娠很重要
	B超	孕5~8周，确认孕囊位置，并排除宫外孕
		高龄或有流产史的孕妈妈最好在孕6~8周去做这项B超检查，确认有无胎心、胎芽
孕3~4月	第一次正式产检，医院建档要趁早。孕妈妈确认怀孕之后到社区医院办理《母子健康档案》，尽早带着相关证件到医院做各项基本检查	
	验血常规	主要看孕妈妈怀孕后有没有出现贫血、感染等
	验尿常规	检查孕妈妈肾脏功能是否能承受孕期生理变化
	评估肝肾功能状态	检测肝和肾是否会影响到胚胎发育
	脱畸全套检查（TORCH感染筛查）	了解孕妈妈对病毒、细菌的免疫情况，降低宫内感染的可能性，保障母胎健康
	乙型肝炎病毒筛查（简称乙肝筛查）	减少宫内感染的概率
	颈项后透明带宽度（NT）	孕11~13周做NT得出的数据，是判断胎儿是否患有染色体问题和心脏问题的重要依据
	凝血检查	预测孕妈妈发生血栓以及出血风险
	测血型	筛查特殊血型，为输血提前做好准备，同时预防新生儿溶血病
孕4~5月	唐氏筛查	计算"唐氏儿"的危险系数
	无创DNA检测	唐氏筛查如不过关，可以用无创产前DNA检测来评估胎儿21-三体、18-三体、13-三体综合征风险
	羊水穿刺	如果无创产前DNA检测结果也不在安全范围内，可以进一步做羊水穿刺，再次评估风险性

续表

孕期	检查项目	检查内容
孕6月	B超大排畸	孕20~24周是做B超大排畸的最佳时间，是针对胎儿的重大畸形所做的筛检，如胎儿脑部异常、四肢畸形、胎儿水肿、脊椎畸形、心脏畸形、唇腭裂、显著消化系统以及泌尿系统异常等
	B超羊水量检查	B超羊水量检查并不是所有人都要做的，但到了孕中期，羊水量仍然过多，提示可能存在胎儿畸形或者孕妈妈高血糖，有此情况的孕妈妈要进行相关检查
孕7月	妊娠期糖尿病筛查	在孕24~28周做，需要进行75克葡萄糖耐量试验，以确诊是否患有妊娠期糖尿病
	B超检查胎盘	不是必查项目，如果孕妈妈有反复阴道流血，需要进行B超检查，看看是否为前置胎盘
孕8月	妊娠期高血压疾病筛查	避免先兆子痫、早产等
孕9月	B超检查	在孕33~34周的B超检查，主要评估胎儿大小，观察羊水多少和胎盘功能，以及胎宝宝有没有出现脐带绕颈
	胎心监护	在怀孕34周后，孕妈妈每周去医院产检时，都要进行胎心监护，以此判断胎宝宝在子宫内的健康状况
	阴道分泌物检查	测试阴道是否有细菌感染，降低新生儿感染风险
	心电图	孕35~36周是整个孕期孕妈妈心脏压力最大的时段，这时候的心电图是判断心脏能否承受生产压力的主要依据
	骨盆测量	在孕35~36周进行，主要是了解盆腔的宽度是否适合顺产
孕10月	产前B超检查	孕37~40周，一般情况是产前最后一次B超检查，主要查看胎宝宝的大小、胎位、胎盘、羊水、脐带情况等，为分娩做充分准备

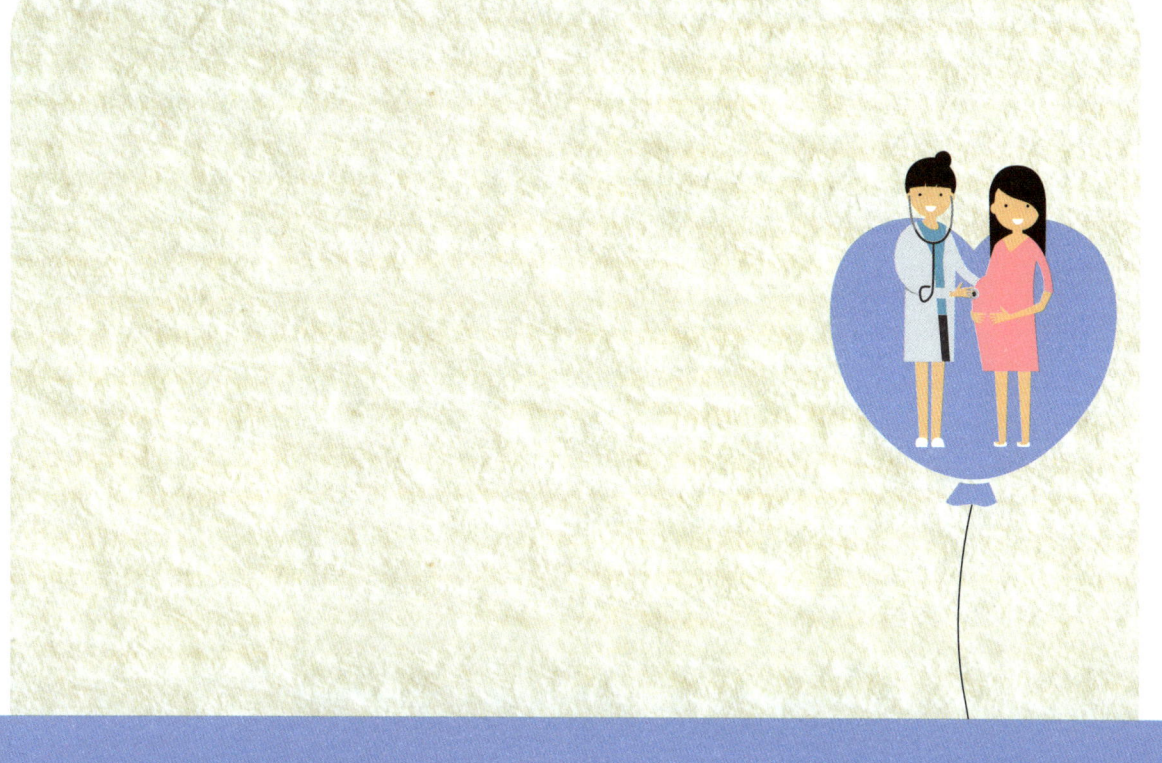

产检前奏
同房后10~14天验孕

在家用早孕试纸验孕

怀孕 10~14 天时可以测出来

早孕试纸其实就是利用尿液中所含的 hCG（人绒毛膜促性腺激素）进行检查，hCG 是怀孕女性体内分泌的一种激素，这种激素存在于尿液及血液中。一般的验孕棒或早孕试纸就是利用装置内的单株及多株 hCG 抗体与尿液中的抗原结合发生反应，判定怀孕与否。

要知道怀孕多久才能用早孕试纸验出是否怀孕，就必须先了解怀孕之后多久分泌 hCG。

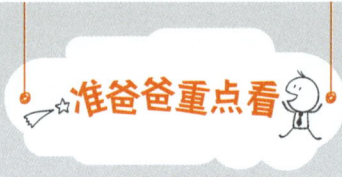

妻子有这 6 种情况时提醒她验孕
* "大姨妈"迟到一周以上
* 体温持续轻度增高
* 总是犯困、身体疲乏
* 排尿增多
* 恶心、呕吐，对气味敏感

① 同房

② 同房后精卵结合所需时间：1~3 天

③ 受精卵穿过输卵管进入子宫所需时间：3~4 天

④ 受精卵着床所需时间：2~3 天

⑤ 胚胎在发育过程中，胎盘合体滋养层细胞就会产生大量的 hCG，着床后 hCG 值会翻倍增加

由此可见，最早在受精后 7 天，尿液中才会有 hCG，但这时候浓度很低，不易测出，至少再等 2~3 天，也就是受精后 10 天，hCG 浓度高一点儿才能测出来。如果排卵时间和着床时间都推迟了，那么可能需要 14 天左右才能通过早孕试纸测出是否怀孕。

早孕试纸的使用方法

在进行测试前必须仔细阅读使用说明书，按照说明书的步骤使用。

1. 从原包装铝箔袋中取出试剂条，应在 1 小时内尽快使用。

- 专家在线问诊
- 科学备孕攻略
- 孕期知识百科
- 膳食营养指南

扫码获取

2. 将试剂条按箭头方向插入尿液样本中，注意尿液液面不能超过试剂条的标记线。
3. 约 5 秒后取出平放，30 秒至 5 分钟内观察结果，10 分钟后判定无效。
4. 使用前将试剂条和尿样样本恢复至室温（20～30℃）。

早孕试纸结果判定

在试纸条上，大家可以看到 C 和 T 两个字母，只要知道这两个字母的意思就能明白各种结果的含义。C 是"control"的缩写，意为质控。T 是"test"的缩写，意为检测。只有当质控合格时，检测结果才有意义。

如果测定时，C 对应的条带没有出现，说明质控不合格，可能是试纸条过期或操作有误，T 无论是否出现条带都没有意义。

使用早孕试纸别被"诈和"

市面上有各种各样的早孕试纸和验孕棒，验孕的原理都是一样的，购买的时候一定要买正规厂家的正规产品，以免检测结果有误。另外，在测试的时候注意细节可以让测试结果更准确，比如尿液标本应现采现试，别用久置的尿液；要用晨尿测试；测试前夜尽量少喝水；不要使用过期的试纸以免影响检测结果。

> 产科医生重点提示

如果有 C 条带，没有 T 条带，说明本次检测结果为阴性，提示未怀孕或还未到检出时间，可以过几日再测。如果同时出现 C 条带和 T 条带，则提示怀孕。

但是，极个别情况会出现假阳性的结果，例如有尿液污染或者尿中含有蛋白，也可能是某些药物的干扰。假阳性的结果并不代表你已经怀孕。无论如何，如出现阳性结果应及时到医院进一步就诊。

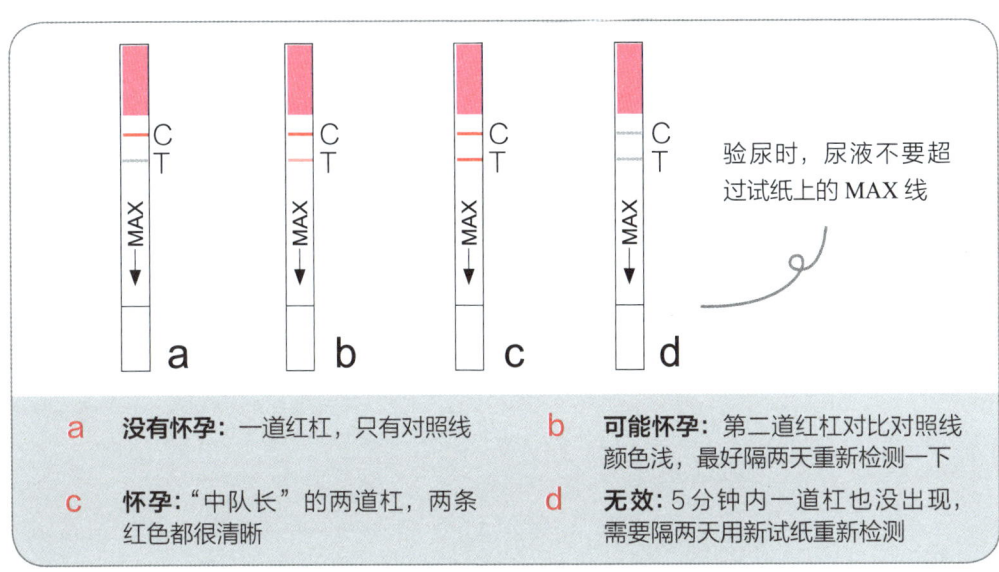

a	**没有怀孕**：一道红杠，只有对照线	b **可能怀孕**：第二道红杠对比对照线颜色浅，最好隔两天重新检测一下
c	**怀孕**："中队长"的两道杠，两条红色都很清晰	d **无效**：5 分钟内一道杠也没出现，需要隔两天用新试纸重新检测

验尿时，尿液不要超过试纸上的 MAX 线

抽血查 hCG

血检和尿检是检测 hCG 的方法

受精卵着床后，胎盘合体滋养层细胞分泌的 hCG 进入血中和尿中。测定尿液或血液中的 hCG 含量能协助诊断早孕。尿检一般通过早孕试纸自行测定即可。血液定量检查 hCG 值，比早孕试纸更准确，医院常常通过抽血检测 hCG 来确定是否怀孕，根据 hCG 数据判断胚胎是否正常。

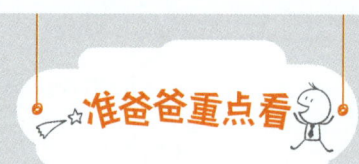

妻子到底要不要做血液 hCG 检查

如果你的妻子怀孕初期 hCG 比较低，用试纸测出的线条颜色比较浅，无法判断是否怀孕，建议去医院验血，通过分析血液 hCG 值和孕酮来判断是否怀孕。hCG 的含量不受进食影响，什么时候都可以检查，所以不需要空腹。

不要盲目跟别人比 hCG 高低

每个人因体质和受精卵着床时间不同，hCG 水平是不一样的，所以 hCG 不能和别人比，只能和自己比。比如，有的孕妈妈怀孕 4 周的时候 hCG 只有几十，有的孕妈妈却能达到几百，不要因此担忧。

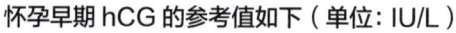

怀孕早期 hCG 的参考值如下（单位：IU/L）

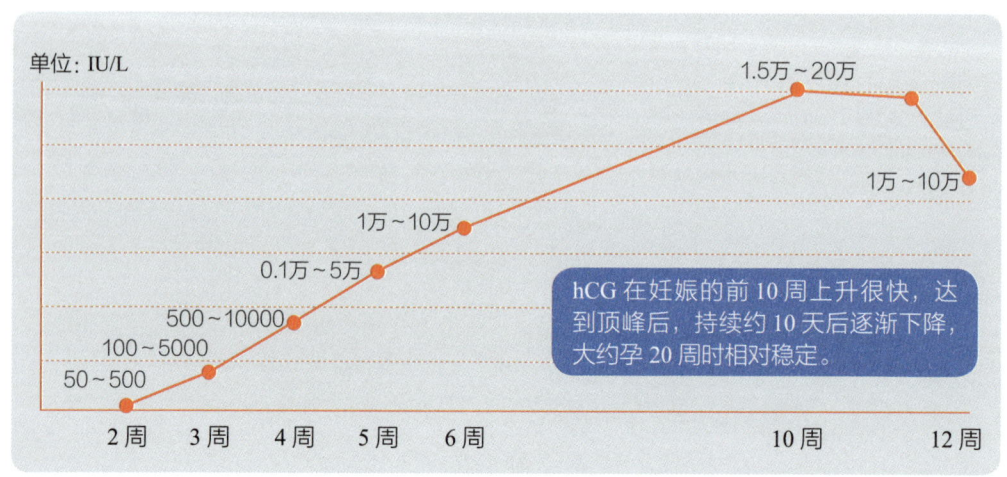

hCG 在妊娠的前 10 周上升很快，达到顶峰后，持续约 10 天后逐渐下降，大约孕 20 周时相对稳定。

真正准确的方法是，自己和自己比，也就是看翻倍情况。比如，第一次监测数值是 100，那么隔天再去验血能达到 200，就表示 hCG 翻倍正常，证明胚胎是健康的。hCG 翻倍的时间不是固定的，每个人的翻倍时间也不同，隔天翻倍只是大概情况，有的人快，有的人慢。

解读 hCG 检测单

hCG 和孕酮是孕期的两个重要数据。hCG 在受精卵着床后，也就是大概受精一周后产生，但起初量少，不易测出，直到受精后 10～14 天日益增加。完整的 hCG 是由胎盘绒毛膜的合体滋养层产生的，hCG 能刺激黄体产生孕酮，hCG 和孕酮协同作用，保护胚胎并使其获得营养。

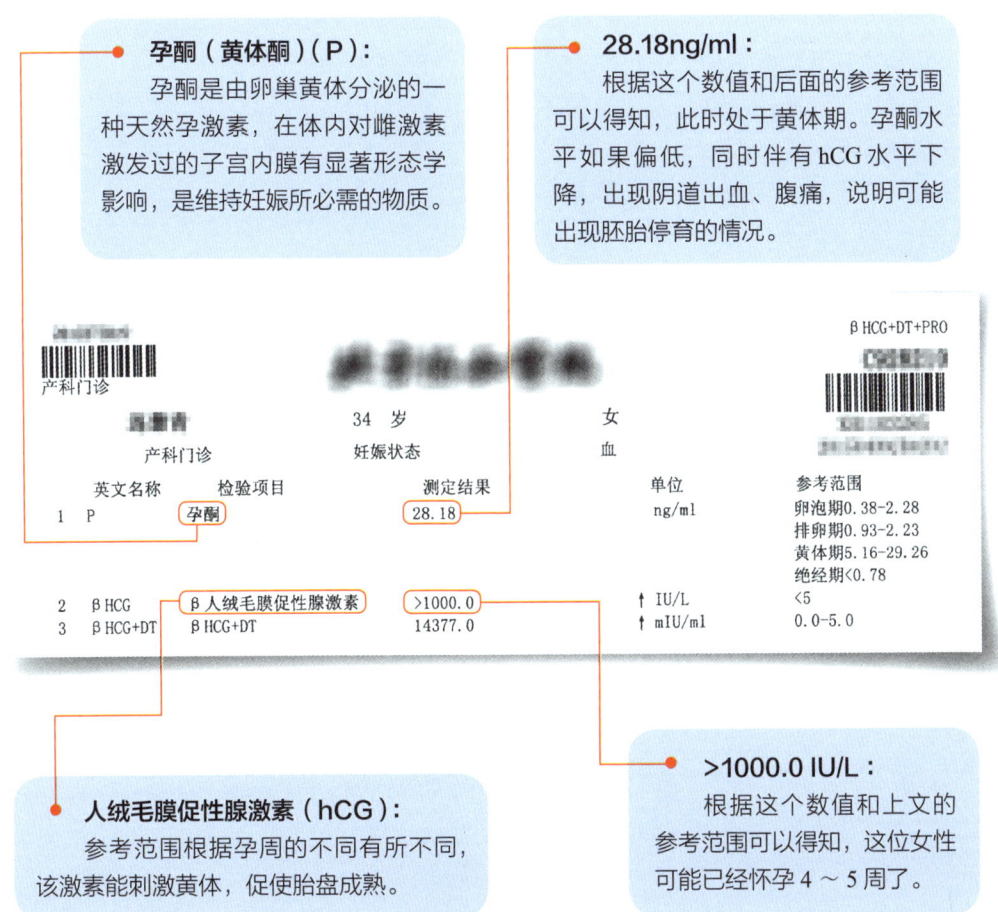

孕酮（黄体酮）（P）：
孕酮是由卵巢黄体分泌的一种天然孕激素，在体内对雌激素激发过的子宫内膜有显著形态学影响，是维持妊娠所必需的物质。

28.18ng/ml：
根据这个数值和后面的参考范围可以得知，此时处于黄体期。孕酮水平如果偏低，同时伴有 hCG 水平下降，出现阴道出血、腹痛，说明可能出现胚胎停育的情况。

人绒毛膜促性腺激素（hCG）：
参考范围根据孕周的不同有所不同，该激素能刺激黄体，促使胎盘成熟。

>1000.0 IU/L：
根据这个数值和上文的参考范围可以得知，这位女性可能已经怀孕 4～5 周了。

首次 B 超

最佳检查时间

B 超最早在怀孕 5 周时可以看见孕囊（妊娠囊），孕 6~7 周可见胎芽，孕 7~8 周时可见原始心管搏动。因此，早孕 B 超在孕 10 周以内进行都行，对于月经规律（周期小于等于 30 天）的孕妈妈，最早可在怀孕 6 周时进行，因为此时可以显示胎心搏动，而胎心是宫内早孕的最有力证据。

如果刚怀上就做 B 超，很可能只看到孕囊而没有胎心、胎芽，这就无端增加了孕妈妈的烦恼，所以提醒那些孕妈妈，如果初次 B 超检测单上看见孕囊却看不见胎芽，可能是月经周期不规律，或是排卵较晚，或是受精卵着床较晚而导致的胎芽出现晚，可能再过一个星期就能测到了，要等等再看，不要过于担心。

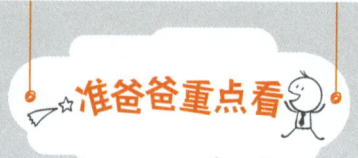

B 超安全吗
妻子整个孕期要做几次 B 超

B 超属于超声检查的一种，超声检查是一种利用声音电波的无创技术，每次检查的时间并不长，目前没有任何研究证实会对胎儿造成伤害。孕妈妈在整个孕期大概需要做 5~6 次。对于有特殊状况的孕妈妈，比如发现宫内缺氧、胎儿畸形等，医生会根据实际情况增加 B 超检查次数。

看心管搏动，听胎心

胎芽比胎心先出现，在孕 6~7 周即可看到。孕早期，通过胎芽的长度可以推算实际孕周，胎芽的长度（cm）加上 6.5 得出的整数部分就等于实际孕周。实际孕周确定了，就可以推算预产期了。通过 B 超推算预产期就是这么来的。

胎心是胎儿在子宫内心脏跳动的声音，怀孕 7~8 周，通过 B 超可看到胎儿原始的心管搏动，就是说胎宝宝已经形成了原始的心脏了，很小的心脏。通过超声多普勒仪在子宫附近，能听到有节律、单一、高调的胎心音，胎心率为 110~160 次 / 分，在孕中、孕晚期要通过听胎心来监测胎宝宝的健康情况。如果第 10 周还未检测到心管搏动，在排除末次月经可能记错、排卵推迟的情况下，应考虑是否胚胎发育不良，应及时到医院检查。

排除宫外孕

正常情况下，受精卵会在子宫内膜上安营扎寨，如果由于种种原因，受精卵在从输卵管向子宫的迁移过程中，没有到达子宫就停留下来，就是宫外孕，也叫异位妊娠。宫外孕通过B超能准确确定。

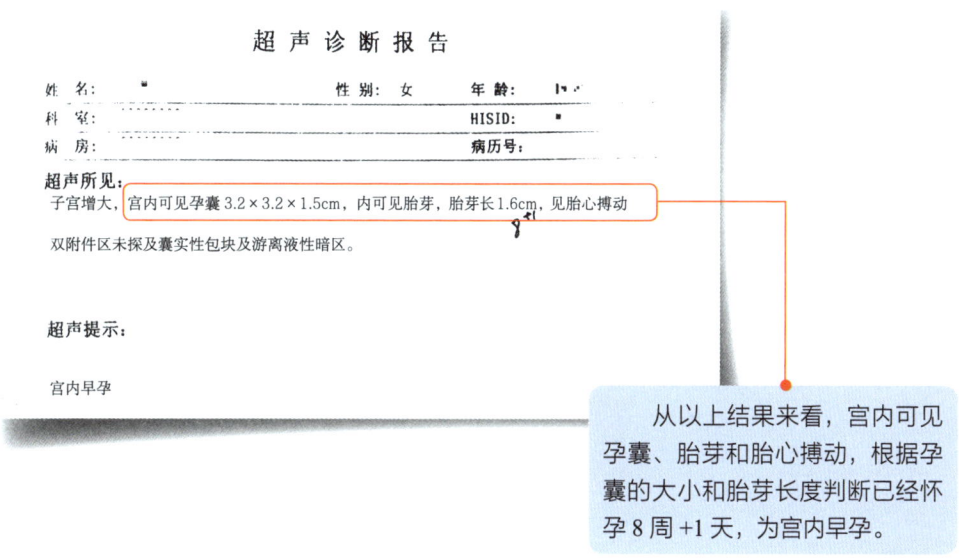

从以上结果来看，宫内可见孕囊、胎芽和胎心搏动，根据孕囊的大小和胎芽长度判断已经怀孕8周+1天，为宫内早孕。

看是否瘢痕妊娠

头胎剖宫产或者实施过子宫疾病手术的女性子宫都会留下瘢痕，称为"瘢痕子宫"。再次怀孕后，如果胎儿着床恰好在子宫的瘢痕处时，称为"疤痕妊娠"。这种妊娠危险极大，在做人流、清宫手术时可能会出现突发性大出血，危及孕妈妈的生命。因此，妇产科医生建议，有剖宫产经历的妈妈，如果发现停经或自测怀孕后，应该及时到医院进行B超检查，以明确是否有瘢痕妊娠的可能。

只要孕囊距子宫瘢痕处的子宫浆膜层最薄的厚度大于3毫米，经医生对孕妈妈其他情况的评估后，孕妈妈是可以安全怀孕至足月的。医生能够掌握孕妈妈的整个孕期状况，随时对孕妈妈进行评估，并根据孕妈妈的不同情况做出判断，如发现子宫存在破裂迹象，会帮助孕妈妈终止妊娠，当然很多时候还可留住有存活能力的胎儿；在分娩时，采用抑制宫缩的药物，降低子宫破裂的风险等。只要孕妈妈保证整个孕期在产科医生的严密监护和指导下进行产检，绝大多数能够顺利度过孕期并安全分娩。

网络热搜问答

为什么胎心时强时弱？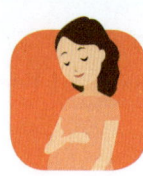

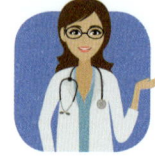

产科主任医师

  胎心的强弱与胎儿的体位、胎心的位置、胎儿心脏情况、羊水厚度、宫缩等方面都有关系，只要胎心频率维持在正常范围内，胎宝宝是没有问题的，孕妈妈可不必太在意胎心的强或弱。如果胎心时强时弱，且胎心率也偏高或偏低，这时候就需要咨询医生了。

宫外孕后怎么备孕？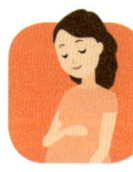

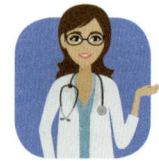

产科主任医师

  宫外孕后还能不能怀孕要结合自身的情况而定，处理得当可以再次怀孕。宫外孕术后半年之内要避孕，让身体逐渐恢复，同时要经过检查确认是否具备正常怀孕的条件。有时医生会建议做输卵管造影等相关检查，确诊输卵管是否通畅，排除盆腔炎、腹膜炎等妇科炎症。

  再次怀孕后，正常怀孕的概率很高，但10%的女性会再次发生宫外孕。这就是说，当发生宫外孕而切除一侧输卵管后，对侧输卵管仍有再次发生宫外孕的可能。因此，有过宫外孕史的女性如果再次妊娠，最好在怀孕50天后做一次B超检查，根据孕囊及胎儿心管搏动所处的位置，判断是宫内妊娠还是宫外孕，以便在早期消除隐患。

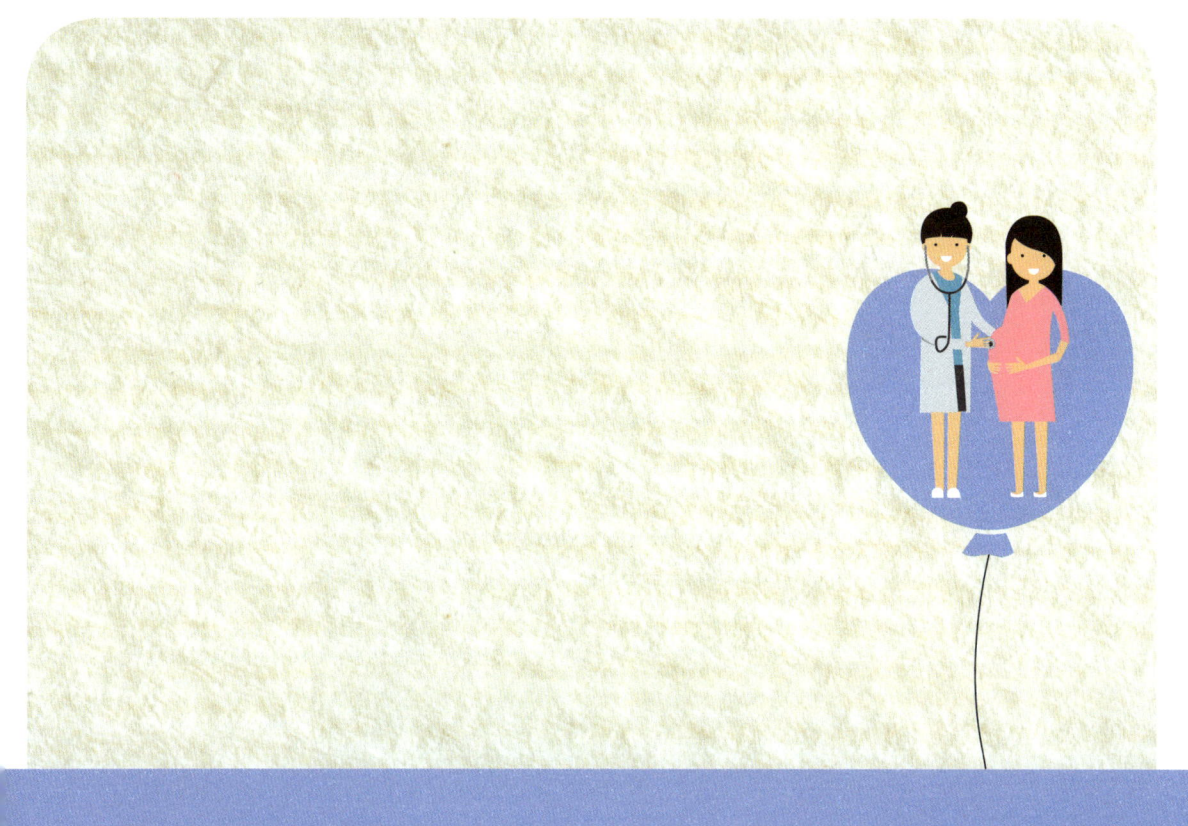

第1次产检
孕6~12周 建档

第1次产检项目

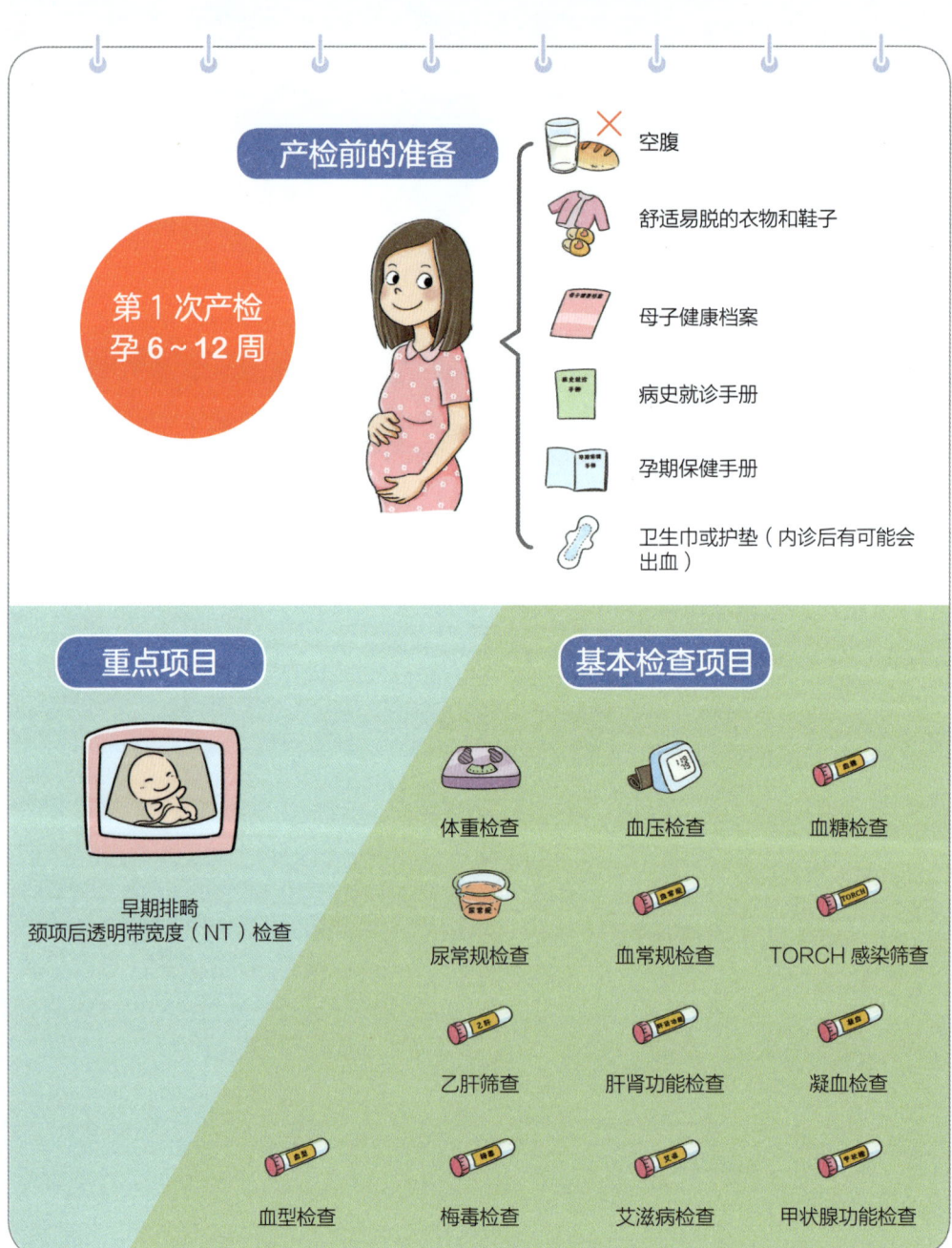

建 档

- 专家在线问诊
- 科学备孕攻略
- 孕期知识百科
- 膳食营养指南

扫码获取

什么是建档

建档就是孕妈妈在孕 6 周之后到社区医院办理的"母子健康档案",在 12 周左右带着相关证件到想要在整个孕期进行检查和分娩的医院做各项基本检查,医生看完结果,如各项指标都符合条件,允许孕妈妈在医院进行产检、分娩的过程。建议孕妈妈在同一家医院进行连续的产检,避免出现漏项。

提前办好"母子健康档案"

"母子健康档案"是医院建档的前提,可以为即将添丁的家庭提供一定的保健知识和指导,并记录孕妈妈产前检查和分娩情况,以后宝宝的保健和预防接种都需要使用,一定要重视起来。孕妈妈孕 6 周之后可以到社区医院办理,需提前约好时间。

一般来说,办理"母子健康档案"需要夫妻双方的身份证、结婚证、有胎心胎芽的 B 超单,外地户口的需要居住证。每个地方要求不一样,办理之前最好电话咨询一下,以免白跑一趟。

有什么用途

1. 用于记录孕产期情况和宝宝出生之后的健康状况,提供孕产期保健知识和指导。
2. 用于宝宝计划免疫接种,进行产后母婴访视。
3. 用于宝宝 0~3 岁到当地保健科进行定期体检等。

怎样使用

1. 每次孕检时都要带上,医生会在相应的空白处填写相关的检查情况。
2. 分娩时要给医院提供"母子健康档案",医生会记录分娩和新生儿的相关情况。

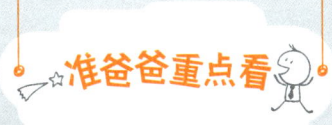

准爸爸重点看

陪同建档,准爸爸应该做什么

* 排队、缴费等琐事,还要耐心候诊或帮孕妈妈准备一些饮用水等。
* 产检前后,孕妈妈如果有忐忑、紧张等情绪,准爸爸需要及时给予安抚,一起耐心等待检验的结果。
* 有些项目需要孕妈妈空腹检查,准爸爸可以提前准备一些零食,检查结束后第一时间给孕妈妈吃,或者医院附近有比较不错的餐馆,也可以陪孕妈妈去吃一顿可口的饭菜。

建档的流程

建档的各项基本检查包括称体重、量血压、问诊、血液检查、验尿常规等。血液检查包括基本的生化检查，乙型肝炎、丙型肝炎、梅毒、艾滋病等疾病的筛查，检测肝肾功能和测 ABO 血型、Rh 血型等。尿常规检查主要是看酮体和尿蛋白是否正常，以及是否有潜血。

选定信赖的医院和医生

想要做好产检，无非要有完整的产检条件。如何判别产科门诊工作的好坏，主要看以下两条。

第一，有一个好的产检医生。这个医生能回答孕妈妈的问题，解除疑虑，还能指出孕妈妈面临的问题并给予适当的建议，能对孕期产检信息进行解读和处置。

第二，医院能提供完整的产检方法，如医院有完备的系统超声筛查、胎儿非整倍体筛查及产前诊断方案等。普通的血液常规、生化检查很多医院都能进行，但不是所有的医院都能进行胎儿智力、结构以及母体并发症的筛查。

因此，在得知自己怀孕后，孕妈妈就应该多多了解身边的医院情况。通过医院的官方网站，能查询到医院的硬件条件、人才队伍情况等。还应了解医院的产科，可以通过好大夫网站、公众号等渠道查询产科门诊中产检医生有哪些，口碑怎么样，何时坐诊，等等。在了解医生信息后，就可以建立初步印象，选定一家自己信任的医院和自己信任的产检医生了。

没必要都去挂专家号

产科医生重点提示

需要注意的是，身体健康、没有合并症的孕妈妈，找普通的主任医师就可以，没必要一定找权威、有名的医生。但如果孕前有甲亢、乙型肝炎、糖尿病、红斑狼疮、心脏病等疾病或在孕期出现了比较紧急的状况，最好去挂专家号问诊。

会利用时间才是聪明的孕妈妈

很多孕妈妈到产科做产检,一直都采取相似的流程进行,一般情况下流程是这样的。

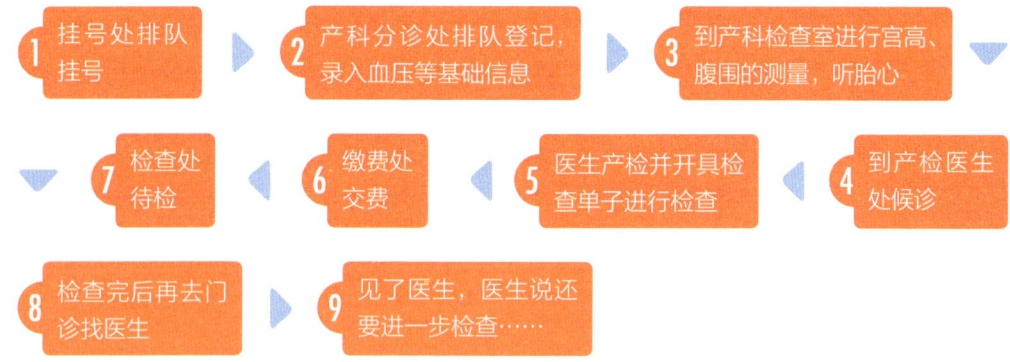

这样一整套流程折腾下来,一整天的时间就没了,孕妈妈也累得够呛。其实,虽然传统的检查流程是这样,但是也可以换一种思维走完全流程。比如,把医生开单提前,交费提前,某些步骤可同步进行,如候诊的同时已经在进行超声检查等。

至于具体如何操作,各位聪明的孕妈妈可根据实际情况自行安排。一句话,不要在医院做无谓的等待,要充分利用候诊时间。

提前"侦察"医院,不走冤枉路

任何一个医院都有自己的科室分布,很多检查可能并非集中在一处进行。不提前弄清楚检查位置的结果就是孕妈妈忙着在医院里到处奔走,浪费时间不说,也耗费体力。因此,孕妈妈最好提前弄清楚做检查的位置,或弄清医院各科室的大致分布,少挺着大肚子走冤枉路。

 Tips

最好将产检医院作为你的分娩医院

如果没有特殊情况,产检和分娩最好在同一家医院,中途也不要变换产检医院。如果中途更换医院,新医生并不了解孕妈妈情况,容易造成信息的断层,影响医生对孕妈妈健康程度把握的连续性和全面性。而且,陌生的环境、新的程序对孕妈妈也是一轮新的考验,容易增加心理压力。整个孕期要经过十余次常规产检,如有并发症,需要去医院的次数会更多,孕妈妈和产检医院的医生、护士的接触就会特别频繁,因此维护好关系很重要。

听胎心

一般在怀孕 6~8 周（从末次月经的第一天算起）的时候，通过 B 超可以观察到原始的胎心搏动，也就是说胎宝宝那时就有了最原始的心跳。建立母子健康档案时，医生会拿胎心检测仪听胎心。

正常的胎心频率

胎宝宝心跳速度是成人的 2 倍，胎心频率正常为 110~160 次/分。如果胎心频率在 160 次以上或低于 110 次，孕妈妈可以休息一会儿，10~20 分钟后再听一次。如果胎宝宝的位置比较靠后，或者孕妈妈腹部脂肪过厚等，可能会导致胎心音比较弱，孕妈妈不必太紧张。随着孕周的推进，胎心音会越来越清晰，一般 18~20 周以后，用多普勒胎心仪就听得很清楚了。

听胎心要注意什么

孕妈妈如果处在发热、生气、刚喝完浓茶等情况下，精神会比较亢奋，容易引起胎宝宝的心率加快。所以，在检测胎心前，应保持良好的心态和轻松的心情，避免大喜大悲等情绪波动，而且要忌喝咖啡和浓茶，少吃辣椒、咖喱等刺激性的食物。

此外，孕妈妈如果甲状腺功能亢进，本身的心率很快，那么胎宝宝的心率也常常会超过 160 次/分。

产科医生重点提示

一般用多普勒胎心仪来听胎心

目前运用比较多的是多普勒的高灵敏度仪器。在胎儿 12 周的时候，就可以听到像马蹄声一样的心跳。但也有一种情况，是在怀孕初期，由于胎儿的位置关系或者其他干扰因素，比如母体的脂肪过厚等原因，即使用极精密的仪器也无法听到胎心音。

脱畸全套检查
（TORCH 感染筛查）

风疹病毒是先天性心脏畸形的罪魁祸首

风疹病毒可以通过胎盘使胎儿发生先天性风疹，严重的会胎死宫内，幸存的出生后可能出现风疹综合征，表现为先天性白内障、先天性心脏病、严重听力障碍和智力发育迟缓。这些症状出生后不一定立即出现，有时出生后数周或数月才表现出来。

有部分女性会感染上风疹病毒，一旦感染，特别是妊娠的前 3 个月，会引起流产和胎儿畸形，因为此时是胚胎各组织器官生成和分化的关键时期，对外界因素比较敏感。

怀孕的前 3 个月，尤其是风疹流行时期，孕妈妈应尽量少去公共场合，以避免接触风疹患者导致感染。有风疹接触史或疑有风疹的孕妈妈，可测定风疹抗体。如风疹病毒 IgM 抗体测定为阳性，需进一步做确认试验，明确近期是否有过风疹感染，以免出现胎儿畸形。

教你看懂化验单上的加号

在化验单上，不是一有加号（＋），就认为会造成胎宝宝的宫内感染。IgG 抗体阳性（＋），仅仅说明既往感染过这种病毒，或许对这种病原体有了免疫力；IgG 抗体阴性（－），说明孕妈妈也许没有感染过这种病原体。接种过一些病毒疫苗的女性，会出现 IgG 抗体阳性（＋）。因此，要分清哪个是保护性抗体，哪个是非保护性抗体。

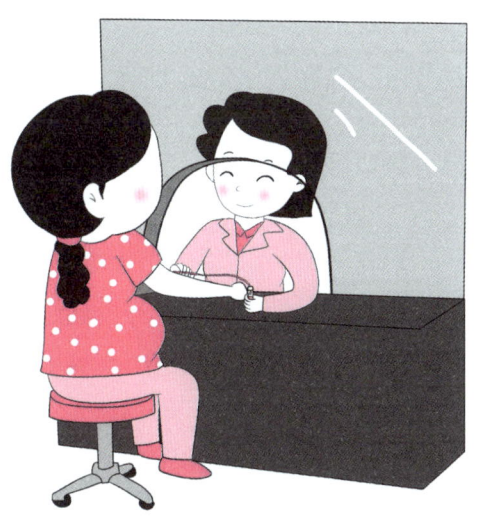

脱畸全套检查（TORCH 感染筛查）化验单解读

妇科内分泌门诊

　　岁

妇科内分泌门诊　　月经失调

	英文名称	检验项目	测定结果
1.	toxo-IgG	弓形体IgG抗体	阴性(-) 0.14
2.	RV-IgG	风疹病毒IgG抗体	阳性(+) 2.79
3.	CMV-IgG	巨细胞病毒IgG抗体	阳性(+) 2.23
4.	HSV-1-IgG	单纯疱疹病毒1型IgG	阳性(+) 5.04
5.	HSV-2-IgG	单纯疱疹病毒2型IgG	阴性(-) 0.04
6.	toxo-IgM	弓形体IgM抗体	阴性(-) 0.13
7.	RV-IgM	风疹病毒IgM抗体	阴性(-) 0.10
8.	CMV-IgM	巨细胞病毒IgM抗体	阴性(-) 0.13
9.	HSV-1-IgM	单纯疱疹病毒1型IgM	阴性(-) 0.21
10.	HSV-2-IgM	单纯疱疹病毒2型IgM	阴性(-) 0.18

弓形体 IgM 抗体（Toxo-IgM）

正常结果为阴性。先天性弓形虫病的预后比较差，因此，一旦发现阳性，需要进一步检查。

风疹病毒 IgM 抗体（RV-IgM）

正常结果为阴性。如检测结果为阳性，就提示可能存在已被风疹病毒感染。风疹病毒可能会导致胎儿畸形，需进一步检查，积极配合医生治疗，听取医生给出的建议。

TORCH

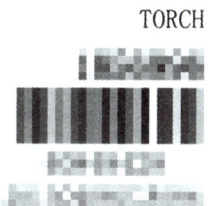

参考范围
阴性
双份血无阳转
双份血无阳转
双份血无阳转
双份血无阳转
阴性
阴性
阴性
阴性
阴性

巨细胞病毒 IgM 抗体（CMV-IgM）

正常结果为阴性。孕晚期如果查出巨细胞病毒，需择期进行剖宫产手术，以避免胎儿经阴道分娩时，吸入分泌物被感染。孩子出生后要人工喂养，防止母乳中的巨细胞病毒通过乳汁传染婴儿。

单纯疱疹病毒 2 型 IgM 抗体（HSV-2-IgM）

正常结果为阴性。如发现有感染的迹象或检查呈阳性，应去条件较好的医院对胎儿进行检测。与此同时，对可能受感染的胎儿进行监测，若发现问题，应在医生的指导下终止妊娠。

扫码获取

- 专家在线问诊
- 科学备孕攻略
- 孕期知识百科
- 膳食营养指南

尿常规检查

为什么要做尿常规检查

也许很多孕妈妈想不明白，为什么每次产检都要验尿。其实，尿常规检查不仅费用低、出结果快（一般半小时出结果）、属于无创检查，最重要的是非常有价值。尿常规检查正常情况下为在正常值范围内或呈阴性，如果有异常情况，可能提示患有某些疾病。如尿蛋白阳性提示有妊娠期高血压疾病、肾脏疾病的可能；尿酮体阳性多与饥饿、孕吐严重、进食不足有关，也有高血糖的可能性；尿中有红细胞和白细胞可能存在尿路感染等。

尿常规化验单解读

英文	中文名称	结果	单位
1 SG	比重	1.025	
2 PH	酸碱度	6.0	
3 WBC	白细胞（中性粒细胞酯酶）	NEG	Cells
4 NIT	亚硝酸盐	NEG	
5 PRO	蛋白（白蛋白）	NEG	g/L
6 GLU	葡萄糖	NEG	mmo
7 KET	酮体	NEG	mmo
8 UBG	尿胆原	3.2	µmo
9 BIL	胆红素	SMALL	µmo
10 BLD	红细胞（潜血）	NEG	Cells

注：NEG，即 negative 的缩写，表阴性。

比重（SG）

正常参考值为 1.005～1.030，大于 1.030 表示尿液浓缩，小于 1.005 表示尿液稀释。这个项目可以评估孕妈妈体内水分的平衡，并协助肾脏疾病的诊断。

Tips 如有潜血，别担心

有的孕妈妈在做尿常规检查时，会有不同程度的潜血（红细胞 BLD 结果呈现 +、++ 或 +++），此时应注意多吃蔬菜和水果以补充维生素，也要注意清洁卫生、多喝水，过一周再复查，一般结果会好很多。

蛋白（白蛋白）（PRO）

正常结果为阴性。如果显示 TRACE 或 +，多为白带污染，留尿浓缩，可以多喝水、清洁外阴后留取中段尿重新检查。

酮体（KET）

正常结果为阴性（NEG）。如果结果为阳性，提示孕妈妈可能患有妊娠期糖尿病或因妊娠剧烈呕吐，出现消化吸收障碍等。

尿胆原（UBG）

正常结果为 3～16 微摩/升。如有增高，多见于细胞性黄疸溶血疾病；如有降低，多见于阻塞性黄疸。

红细胞（潜血）（BLD）

正常结果为阴性。如果显示阳性，提示有患肾脏疾病的可能。

尿常规

40306558
20140915BAC392

参考范围
1.005 - 1.030
5.0 - 8.0
<15
NEG
NEG
NEG
NEG
3 - 16
NEG
<25

乙型肝炎病毒筛查

乙型肝炎病毒五项筛查,减少宫内感染的概率

如果检查发现有乙型肝炎或丙型肝炎,要进一步检测乙型肝炎病毒DNA、丙型肝炎病毒RNA。查看是否感染肝炎病毒或肝炎病毒是否在体内复制,还是只是病毒携带者。如果能在早期发现急性肝炎病毒感染,及时治疗,对孕妈妈和胎宝宝是非常有益的。如果在怀孕中期或晚期发现,应及时就医,遵医嘱检查,与医生沟通是否用药,并在出生后12小时内尽早注射乙型肝炎免疫球蛋白(HBIg)和乙型肝炎疫苗,减少母婴垂直传播的概率。

乙型肝炎病毒五项化验单解读

产科门诊

	姓名		年龄		性别 女	
	科别 产科门诊		诊断 妊娠状态		样本 血	
	英文	中文名称			结果	单位
1	HBsAg	*乙型肝炎表面抗原(仪器法)			阴性(-) 0.02	IU/
2	HBsAb	*乙型肝炎表面抗体(仪器法)			阳性(+) 282.75	mIU
3	HBeAg	*乙型肝炎e抗原(仪器法)			阴性(-) 0.33	S/C
4	HBeAb	*乙型肝炎e抗体(仪器法)			阳性(+) 0.54	S/C
5	HBcAb	*乙型肝炎核心抗体(仪器法)			阳性(+) 6.43	S/C
6	HCV-Ab	*丙型肝炎抗体			阴性(-) 0.07	S/C
7	TP-Ab	梅毒螺旋体抗体(仪器法)			阴性(-) 0.03	S/C
8	HIV Ag/Ab	艾滋病病毒抗体及抗原初筛			阴性(-) 0.14	S/C

- **乙型肝炎表面抗原（HBsAg）**
  正常值为阴性，参考范围为<0.05。此项结果是检测体内是否存在乙型肝炎病毒。阳性就表明体内已经有病毒了。

- **乙型肝炎表面抗体（HBsAb）**
  正常值为阴性，参考范围为<10.0。此项结果是检测体内是否有抗体。检查结果呈阳性，表明身体对乙型肝炎病毒已经产生免疫力了，绝对是好事。

- **乙型肝炎 e 抗原（HBeAg）**
  正常值为阴性，参考范围为<1。此项结果是检测体内的病毒是否复制，是否具有传染性。如呈现阳性，表示病毒正在积极"扩军"，传染性强。

- **乙型肝炎 e 抗体（HBeAb）**
  正常值为阴性，参考范围为>1。此项结果是检测体内的病毒是否受到抑制。

- **乙型肝炎核心抗体（HBcAb）**
  正常值为阴性，参考范围为<1。此项结果是检测体内是否感染过乙型肝炎病毒。如呈现阳性，表示感染的"过去时"或"现在进行时"。核心抗体是个永久性的烙印，只要曾经感染过乙型肝炎病毒，就会持续存在。

输血8项

参考范围
阴性 <0.05
阴性 <10.0
阴性 <1
阴性 >1
阴性 <1
阴性 <1
阴性 <1.0
阴性 <1

乙型肝炎病毒携带者如何怀孕

乙型肝炎病毒携带者可以怀孕

乙型肝炎病毒携带者当然可以要宝宝！根据具体病情选择恰当的时机怀孕就行了。如果肝功能正常就可以怀孕，若乙型肝炎DNA测量值也在正常范围内就更好了。不过具体情况要咨询医生。

乙型肝炎病毒携带者怀孕有什么风险

1. 乙型肝炎病毒可以通过母体垂直传播给新生儿。
2. 怀孕时，胎宝宝的代谢产物要通过孕妈妈的肝脏进行代谢，加上孕妈妈自身代谢产物的排泄，会增加肝脏的负担，容易导致转氨酶升高。
3. 人体凝血因子是在肝脏内合成的，肝功能异常的孕妈妈会出现凝血因子合成障碍，使产后出血的风险增加。病情较重的孕妈妈还会出现肝功能衰竭、肝性脑病或肝肾综合征等严重并发症。

孕期应该注意这4点

1. 孕期应定期检测肝功能，警惕黄疸、恶心、肝区疼痛等症状的发生，如出现不适要及时就医。
2. 要注意休息，保持良好的心情。
3. 要尽量避免服用药物，尤其是损肝药物。
4. 要注意合理饮食，忌烟酒、浓茶、咖啡。

如何避免传染给宝宝

为避免分娩时的传播和产后传播，母亲乙型肝炎表面抗原（HBsAg）阳性的新生儿，应在出生后12小时内注射乙型肝炎免疫球蛋白（HBIg）和乙型肝炎疫苗，乙型肝炎免疫球蛋白接种剂量应≥100IU。在1个月和6个月分别接种第2针和第3针乙型肝炎疫苗。这样可以阻断90%以上的新生儿感染。

宫内感染却无法通过上述措施预防。有研究证明，携带乙型肝炎病毒的孕妈妈将病毒传染给宝宝的概率与自身血中 HBV-DNA（乙型肝炎病毒核酸）水平相关。当 HBV-DNA ≤ 10^6 拷贝/毫升时，表示宫内感染的概率很低，分娩后的阻断措施已经足够；对于 HBV-DNA ≥ 10^7 拷贝/毫升的孕妈妈，上述措施成功率降低，须及时就诊咨询，医生可能会推荐孕晚期的孕妈妈应用替比夫定或替诺福韦抗病毒治疗，降低孕妈妈体内病毒的水平，可以进一步减少病毒传染给宝宝的机会。

对于产后传播的预防，需要保护好婴幼儿柔软的皮肤、黏膜，避免皮肤、黏膜损伤，减少血液、唾液的直接接触，如母亲伤口、血污等接触宝宝破损的皮肤。其他可正常接触，如吻宝宝的脸、头、手、脚等。

如何知道宝宝是否感染乙型肝炎

新生儿出生时外周血检测结果 HBsAg 和 HBV-DNA 为阳性，可以作为宫内感染的诊断依据，羊水及脐血检测到 HBV-DNA 也有提示意义。

HBsAg 阳性的产妇在分娩时，胎儿通过产道，可吞进羊水、血、阴道分泌物而引起感染，宝宝出生时血清学检测可为阴性，出生后 2～4 个月有 60% 的概率发展为 HBsAg 和（或）HBV-DNA 阳性，符合乙型肝炎的潜伏期，可考虑为产时感染。但此时的结果可能不稳定，故一般在出生后 7 个月、1 岁时检测乙型肝炎病毒五项和 HBV-DNA 含量，HBsAg、HBV-DNA 阳性和（或）HBeAg、抗-HBc 及抗-HBe 阳性，则认为肯定是感染了。若出生后 7 个月和 1 岁时乙型肝炎病毒五项检测结果是抗-HBs 阳性，表示疫苗注射成功，已获得对乙型肝炎病毒的免疫力。

这些携带乙型肝炎病毒的女性需同医生讨论是否母乳喂养

携带乙型肝炎病毒的妈妈，有可能通过母乳喂养把病毒传染给宝宝。一般认为以下情况不适宜母乳喂养：①母乳能检测到乙型肝炎病毒。②血 HBV-DNA 水平较高，比如 HBsAg、HBeAg、HBcAb 阳性（所谓的"大三阳"）的妈妈，须待宝宝注射乙型肝炎疫苗并产生表面抗体后方可喂养。

如果妈妈血液中乙型肝炎病毒检测呈阴性，宝宝又注射了乙型肝炎疫苗和乙型肝炎免疫球蛋白，可以母乳喂养。

为了阻断乙型肝炎病毒的母婴传播，一些乙型肝炎病毒感染的妊娠女性在妊娠后期使用了抗病毒的药物进行治疗。由于对这些药物是否会分泌到人的乳汁中，对宝宝可能会导致什么不良反应，目前均没有足够的研究资料说明。因此，此情况一般不建议母乳喂养。

甲状腺功能筛查

在备孕阶段,医院孕检要求中会包含甲状腺功能检查,孕前没有做这项检查的孕妈妈,在建档时最好补做此项检查。

甲状腺跟怀孕的关系,直白地说就是,怀孕可使已有的甲状腺疾病加重,也会增加甲状腺疾病发生的风险,而未控制的甲状腺疾病会影响宝宝的神经和智力发育。妊娠期甲状腺疾病对母婴的危害不亚于妊娠期高血压疾病、妊娠期糖尿病等孕期常见病。更可怕的是它早期没有明显的症状,所以即使孕前没有甲状腺疾病,孕期也没有出现甲状腺异常的症状,还是应该做甲状腺功能检查。

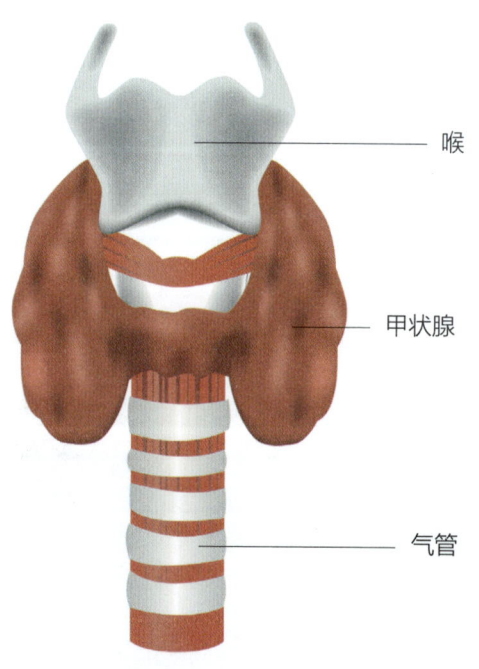

甲状腺像一只张开翅膀的蝴蝶附着在气管前。

准爸爸重点看

甲状腺功能异常,治疗达标后可以怀孕

备孕妈妈如果发现有甲亢或甲减,不要给自己太多的压力,经过有效治疗是可以怀孕的。如果有甲减,一般会采用优甲乐治疗,将甲状腺激素水平恢复到正常状态,从而恢复正常月经,增加自然妊娠率。如果甲状腺不肿大或轻度肿大,经过1~2年规律治疗,用最小剂量的甲巯咪唑(5毫克/天)或丙硫氧嘧啶(50毫克/天)把甲状腺功能正常值维持半年以上,停药后半年到一年内没有复发,就可以妊娠了。如果甲亢控制不理想,用最小剂量维持时病情反复,或者甲状腺明显肿大、突眼严重,建议采用手术或放射碘治疗,半年到一年后甲状腺功能正常后再妊娠。

甲状腺功能筛查重点

妊娠期甲状腺功能检查主要是抽取静脉血化验甲功五项，不受饮食的影响，不需要空腹，干扰因素少。检查结果重点关注促甲状腺激素（TSH）、血清游离甲状腺素（FT_4）。重点排查常见甲状腺疾病：甲亢、甲减、亚临床甲亢、亚临床甲减。

妊娠甲功异常的几种类型

妊娠甲功异常	TSH	FT_4
临床甲减	↑↑	↓
亚临床甲减	↑（<10）	正常
低 T_4 血症	正常	↓
临床甲亢	↓↓	↑↑
亚临床甲亢	↓	正常

	英文	中文名称	结果		单位	参考范围
1	FT3	游离三碘甲状腺原氨酸	3.36		pg/ml	1.80 - 4.10
2	FT4	游离甲状腺素	1.260		ng/dl	0.81 - 1.89
3	T3	三碘甲状腺原氨酸	1.390		ng/ml	0.66 - 1.92
4	T4	甲状腺素	8.50		μg/dl	4.30 - 12.50
5	TSH3	促甲状腺激素	0.293	↓	μIU/mL	0.38 - 4.34
6	A-Tg	甲状腺球蛋白抗体	<10.00		IU/ml	<115
7	A-TPO	甲状腺过氧化物酶抗体	6.38		IU/ml	<34

问：TSH 低于正常下限怎么办？

当 TSH 低于正常下限时，应明确是由妊娠一过性甲亢引起的生理现象，还是由妊娠合并甲亢引起的。

孕期胎盘分泌大量的人绒毛膜促性腺激素（hCG），hCG 与垂体 TSH 结构很相似，即 hCG 也有一定 TSH 的作用，可抑制 TSH 的分泌。当 hCG 分泌显著增多时，大量 hCG 刺激甲状腺滤泡细胞表面的 TSH 受体，甲状腺分泌甲状腺激素增多，出现甲亢症状，也称"妊娠一过性甲亢（GTT）"，大多不需要用药物治疗，是正常的生理现象。也就是说，妊娠期女性有甲亢倾向，容易漏诊甲减而误诊甲亢。随着妊娠过程的进展，胎盘分泌的 hCG 逐渐降低甚至消退，到孕中期可恢复正常。

甲状腺疾病患者孕育须知

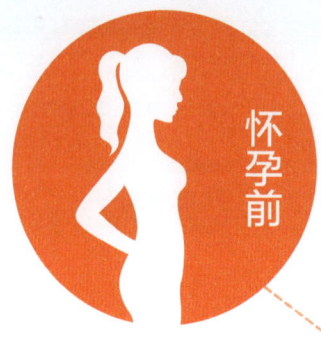

1. 咨询医生，保持病情稳定。
2. 接受过放射性碘治疗，半年内不宜怀孕。

1. 甲亢患者宜根据医嘱减少抗甲状腺药的用量。甲亢患者忌中途自行停药，病情好转也不能随意停止用药。
2. 甲减患者须维持治疗，带药怀孕。照常服用甲状腺激素，稳定病情，避免流产或早产。

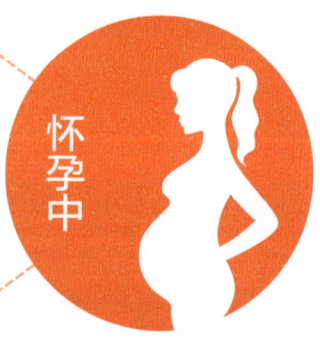

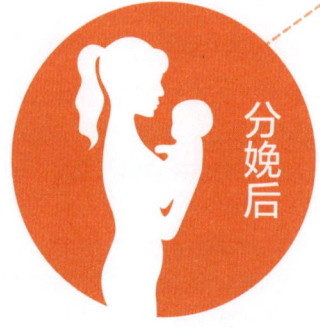

1. 记得检查新生儿是否有新生儿呆小病。
2. 甲状腺药物照常服用，定期检查。
3. 亚临床甲减的孕妈妈分娩后需要复查，否则易导致产后甲状腺炎。

早期排畸检查

NT 筛查是排除胎儿畸形的重要依据

NT 就是颈后透明带的厚度,胎宝宝脖子后面有一层组织积液,组织积液的最大厚度就是 NT 值。

NT 是孕早期排畸的一种手段,颈后透明带增厚与胎儿染色体核型、胎儿先天性心脏病以及其他结构畸形有关,颈后透明带越厚,胎儿异常的概率越大。但 NT 不能直接判定胎宝宝是否真的患病,当检查值偏高时,需要进一步的诊断性检测。这项检查对胎宝宝是没有任何损伤的。

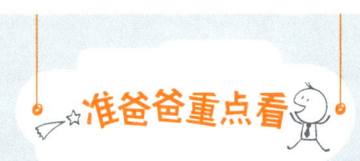

做 NT 筛查需要注意什么

这项检查不需要什么特别的准备,不用空腹,也不用憋尿,只是需要胎宝宝的配合,如果位置不好的话是看不到的。医生通常会让孕妈妈出去走动走动,甚至会压压孕妈妈的肚子,让胎宝宝翻身。整个检查需 10~20 分钟。

孕 11~13 周,要做 NT 筛查

此项检查是通过腹部 B 超进行的,孕妈妈一定不要错过孕 11~13^{+6} 周,否则就没有意义了。在怀孕 11~13^{+6} 周期间,如果胎儿是唐氏儿或是心脏发育得不好,颈后透明带会增厚。11 周之前胎宝宝太小了,扫描不出来,而过了 14 周,过多的液体可能被宝宝正在发育的淋巴系统吸收,颈后透明带就消失了。有的医院有资质做 NT 筛查,但有的医院做不了这项检查,孕妈妈应提前咨询或预约别的有资质的医院。

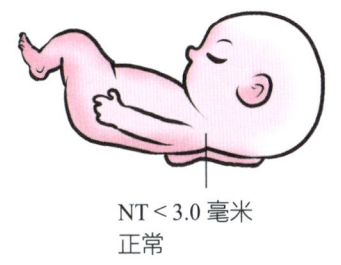

NT < 3.0 毫米
正常

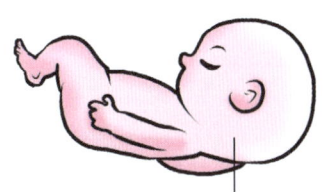

NT ≥ 3.0 毫米
可能有异常,需进一步做确诊检查

NT 的临界值是 2.5 毫米，还是 3 毫米

NT 值多少才算过关呢？关于这个临界厚度，有些医院定为 3 毫米，不超过 3 毫米被视为正常，而有些医院当 NT 值超过 2.5 毫米时则会告诉孕妈妈要提高警惕。不过孕妈妈完全可以对做产检的医院（前提是正规医院）放心，各医院只是根据检查的时间差异而截取不同的参考值而已。

北京协和医院以 3 毫米为临界值（所以下文也以此为标准进行阐述），只要 NT 的数值低于 3 毫米，则表示胎儿正常，无须担心；而 NT 的数值高于 3 毫米，则要考虑患唐氏综合征等染色体疾病的可能。

NT 异常要做什么检查

NT 异常通常就不建议进行唐筛检查了，需要进一步做绒毛检查或羊水穿刺检查。羊穿结果异常，就可以明确诊断为唐氏儿、先心儿、畸形儿了。

NT 筛查和唐氏筛查都可以用于检查唐氏儿的风险。染色体异常的胎儿，其颈项透明带会明显增厚，特别是唐氏儿。

唐氏筛查可以在孕中期进行，也可进行早、中孕期联合筛查，就是孕早期抽血，结合 NT 等信息，在孕中期再次抽血，根据两次抽血指标计算出风险。联合筛查的好处是假阳性概率降低。

产科医生重点提示

绒毛活检注意事项

绒毛活检取样常在妊娠 10～13 周进行。根据胎盘的位置选择最佳的穿刺点，可采用宫颈或经腹穿刺取样。该方法能在孕早期知道胎儿染色体的情况。

绒毛活检的适用人群及注意事项基本和羊水穿刺一样，需要用穿刺针从胎盘绒毛边缘部分抽取 20 毫克左右绒毛，以进行培养、检测。绒毛活检可在孕早期对胎宝宝进行基因检测，但其检测范围较羊水穿刺小，如无法检测羊水甲胎蛋白（AFP），该指标常用于胎儿神经管缺陷筛查。

凝血检查

凝血是指血液由流动的液体状态变成不能流动的凝胶状态的过程。凝血检查主要是了解孕妈妈的止血功能有没有缺陷，事先有所准备，避免在分娩过程中出现大出血而措手不及。

凝血检查化验单解读

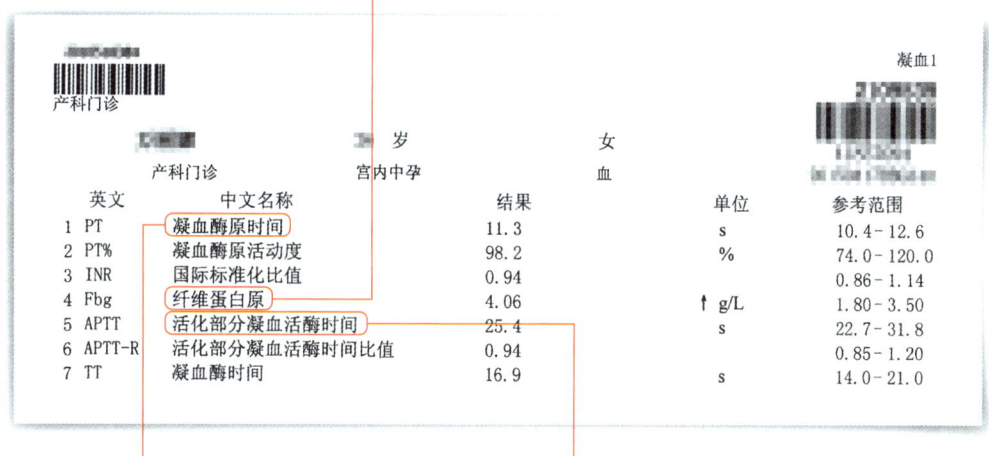

纤维蛋白原（Fbg）
参考范围为 1.80~3.50 克/升。纤维蛋白原是血液中含量最高的凝血因子，既是凝血酶作用的底物，又是高浓度纤溶酶的靶物质，在凝血系统和纤溶系统中同时发挥重要作用。超出正常范围有感染、炎症或肝脏疾病的可能。

凝血酶原时间（PT）
参考范围为 10.4~12.6 秒。凝血酶是由凝血酶原被激活而来的，凝血酶原时间也是凝血系统的一个较为敏感的筛选试验，主要反映外源性凝血是否正常。

活化部分凝血活酶时间（APTT）
参考范围为 22.7~31.8 秒，主要反映内源性凝血是否正常。

量体重

体重反映了营养状况和健康状况

怀孕之后，体重增长是必然的。由于胎儿依靠胎盘获取营养，如果母亲没有获得足够的营养，那宝宝就有可能出现营养不良、生长迟缓等问题。可以说，孕妈妈的体重增长在一定程度上反映了胎宝宝的生长发育情况。但是，孕妈妈如果在孕期内体重增长过多，容易造成脂肪过分堆积，增加妊娠期糖尿病、生产巨大儿等风险，还会使胎儿发育迟缓、宝宝出生后免疫力低下。

怀孕了，就要坚持监测体重

怀孕初期，身体会出现许多变化，体重应该从知道怀孕的时候就开始监测管理。胎宝宝长大、羊水增多、胎盘增大、子宫增大、乳房增重、血液及组织液增多、母体脂肪增加，都是孕妈妈孕期体重增加的原因。

一般来说，使用体重指数评估孕妈妈的营养状况比较准确。

体重指数（BMI）= 体重（千克）÷ [身高（米）]^2

准爸爸重点看

准确称体重的小细节

1. 提醒孕妈妈每次称量，尽量使用同一台体重秤。

2. 每次都在同一身体状态下称量：体重在一天内的不同时段会有所不同，如吃饭或喝水前后、睡觉前后、大便前后的体重会有所差异。最好选择在清晨起床排便后、早餐前或晚上沐浴后进行测量，每次选择同样的时间点，能保证测量的准确度。

3. 称重时尽量穿着薄厚相当的衣服，以求精准。

孕期体重还需适量增长

体重指数	孕期体重增长	孕早期体重增长	孕中期体重增长	孕晚期体重增长
< 18.5	12~15 千克	1~2 千克	5~6 千克	6~7 千克
18.5~24	12 千克	2 千克	4 千克	6 千克
> 24	7~10 千克	1 千克	2~4 千克	4~5 千克

特殊妈妈的体重管理

怀有多胞胎的母亲体重增加不足，容易导致早产、宝宝出生时体重过轻等问题。产科医生建议多胞胎的孕妈妈，如果孕前体重在正常值范围，孕期可以增长16～24千克；如果孕前体重超重，孕期增长13～22千克为宜；如果孕前肥胖，孕期体重增长应控制在11～18千克。

高龄孕妈妈比适龄孕妈妈更易发胖，更易患妊娠期糖尿病，且腹中的宝宝长得太大会给分娩带来困难。因此，要在怀孕之初就控制体重，孕期体重增长最好别超过12.5千克，宜多吃高蛋白、低脂肪食物，少吃甜食。

孕早期不必补充大量营养

孕早期母体的相关组织变化不明显，所需营养较为有限。因此，不必补充大量营养。但这个阶段是胎宝宝生长发育最重要的时期，某种营养素的缺乏或过量，会引起胎儿早期发育障碍或畸形。此时补充的营养要全面，烹调时应做到食物清淡爽口，避免刺激性强的食物。如有呕吐，不可禁食，吐后仍要吃一些易消化的食物。

孕期适宜摄入的总热量值

怀孕初期，孕妈妈还不需要增加摄取的热量，所以一天摄入的总热量在1600千卡（约6697千焦）即可；怀孕中晚期，因为宝宝快速成长，需要额外增加400千卡（约1647千焦）的热量摄入，所以，一天摄入的总热量建议在2000千卡（约8344千焦）左右。

产科医生重点提示

孕早期体重下降也很正常，不要盲目进补

怀孕后，早孕反应如恶心、食欲缺乏、孕吐等，会严重影响孕妈妈的热量摄入，导致体重减轻。另外，怀孕后孕妈妈所需热量有所增加，如果饮食不变，孕妈妈的身体会优先为胎儿提供营养。如果孕妈妈摄入的热量都被胎宝宝消耗光了，就需要动用自身储存的脂肪来供给胎宝宝所需营养素，这也会导致孕妈妈在孕早期体重下降。

网络热搜问答

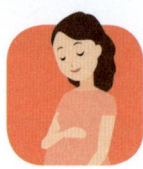

产检时问到尴尬的流产史，该不该隐瞒？

产科主任医师
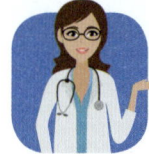

　　流产对子宫伤害很大，再次怀孕分娩时胎膜早破的概率会增加，分娩时还容易出现胎盘剥离困难等问题。如果医生不了解情况，不小心误判，有可能会对孕妈妈造成不可逆的伤害，所以，不应向医生隐瞒流产史。

　　如果孕妈妈不想让陪同产检的家人知道自己有流产史，当医生询问时，自己可以先予以否认，或者用眼神示意医生先让家属出去，自己单独告诉医生。医生通常会在这方面保护病人的隐私，不会告诉家属。

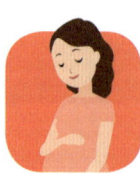

建档检查抽了10管血，会对身体有损害吗？

产科主任医师
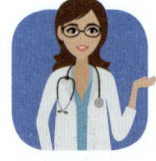

　　正常情况下，女性每个月的月经量多的可能会在100毫升以上，因此检查时一次抽10管血，平均每管血3毫升，共30毫升，是不会影响到孕妈妈的。

　　在孕期，孕妈妈的血液系统会发生生理性改变，血容量较正常人增加，最多时可增加35%，因此用于检查的抽血量对孕妈妈是没有损伤的。

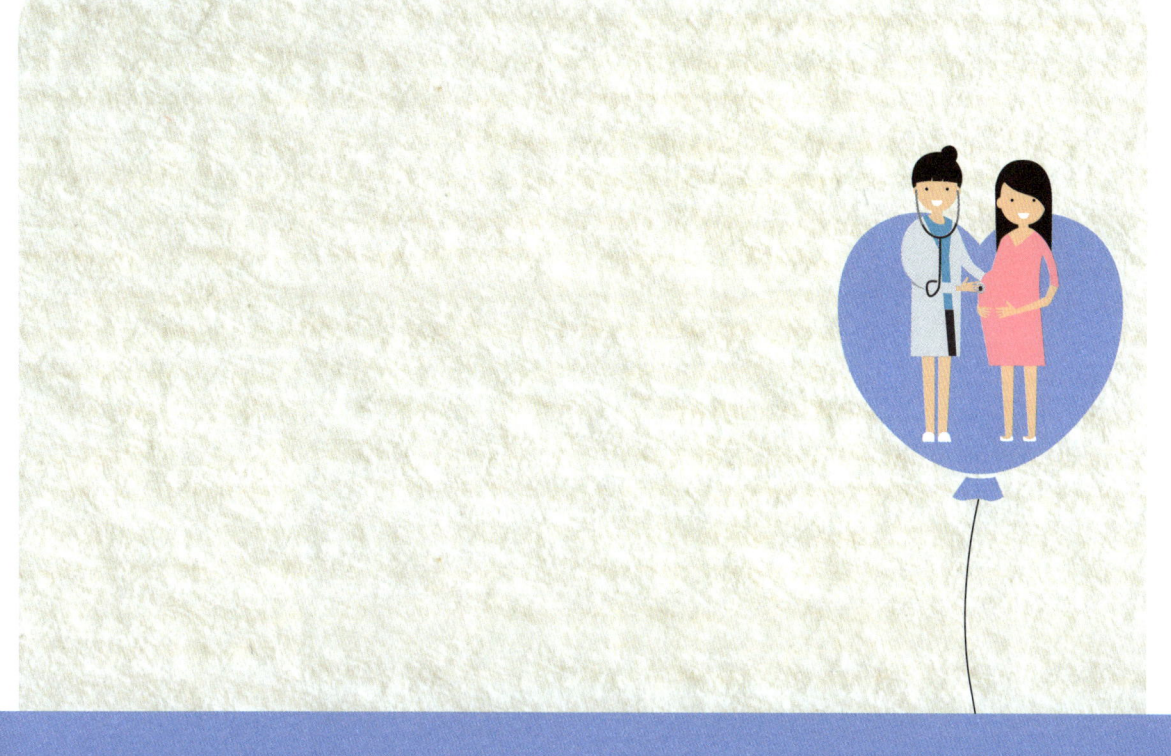

第2次产检
孕15~20周 唐氏筛查

第2次产检项目

产检前的准备

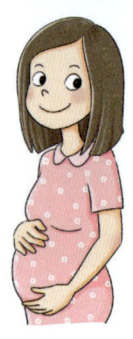

第2次产检
孕15~20周

 舒适易脱的衣物和鞋子

 母子健康档案

 病史就诊手册

 孕期保健手册

 携带首次产检化验和检查结果

重点项目

唐氏筛查

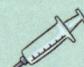
羊水穿刺

无创DNA

基本检查项目

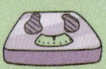
体重检查

血压检查

尿常规检查

血常规检查

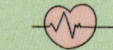
多普勒胎心仪听胎心音

唐氏筛查

什么是唐氏筛查

唐氏筛查简称唐筛，唐氏筛查按时间分为早期唐筛（通常在孕期的11～13周）和中期唐筛（通常在孕期的15～23周）。

唐氏筛查一般是静脉采血，检测孕妈妈血清中甲胎蛋白（AFP）和人绒毛膜促性腺激素（hCG）、游离雌三醇（uE3）的浓度，再结合孕妈妈的预产期、年龄、体重和采血时的孕周，计算出孕妈妈生出先天缺陷胎儿的危险系数。

这里需要强调的是，就算唐氏筛查未通过，也不能确定胎儿患有唐氏综合征，需要做进一步检查（羊水穿刺或无创DNA）。

为什么要做唐氏筛查

1 唐氏综合征患儿（唐氏儿）生活基本不能自理，会给家庭带来沉重的精神负担和经济负担。

2 目前针对此病尚无有效的治疗方法。

3 任何孕妈妈均有可能生出唐氏综合征患儿，即使夫妻双方均正常，家族中也没有唐氏综合征患者，夫妻年龄均为35岁以下，新生儿患唐氏综合征的风险仍为1/800～1/700。

一般35岁以内（指分娩时未达到35岁）的孕妈妈做唐氏筛查最佳的检测时间是孕15～20周，35岁及以上的高龄产妇或其他有异常分娩史的孕妈妈要咨询产科医生。若唐氏筛查结果为"高风险"的比例不高，孕妈妈也不必过于担心。

唐氏筛查前的准备工作

✻ 准备好详细的个人资料

在唐氏筛查时，孕妈妈一般会被要求提供较为详细的个人资料，包括出生年月、末次月经、体重、准确孕周、是否患胰岛素依赖性糖尿病、是否双胎、是否吸烟、是否有异常妊娠史等，这是因为筛查的风险率计算需要根据上述因素做一定的校正。因此检查前，准备好详细的个人资料十分重要。

✻ 提前预约时间

唐氏筛查虽然只需抽取孕妈妈的静脉血，但其计算方法与月经周期、体重、身高、准确孕周、胎龄大小都有关。一般来说，孕15～20周为唐氏筛查的最佳时期，孕妈妈不要忘记和自己的产检医生约好检查时间。

✻ 饮食建议

做唐氏筛查时不需要空腹，但应少吃油腻食物，也少吃些水果。

教你读懂唐氏筛查报告单

❋ 如何看唐氏筛查结果

唐氏筛查的结果只是一个比例,而非一个准确数值,在正常范围内为低风险,大于正常值为高风险。若筛查结果为低风险,则提示胎儿患唐氏综合征的概率较低。若筛查结果为高风险,则提示胎儿患唐氏综合征的概率较高,这时医生通常会建议采取进一步的羊水穿刺或无创 DNA 检查。

> **MoM(multiple of media)**
> 即中位数倍数的意思,也就是与相同孕周孕妈妈数值的中位数相比,测量值是中位数的倍数。

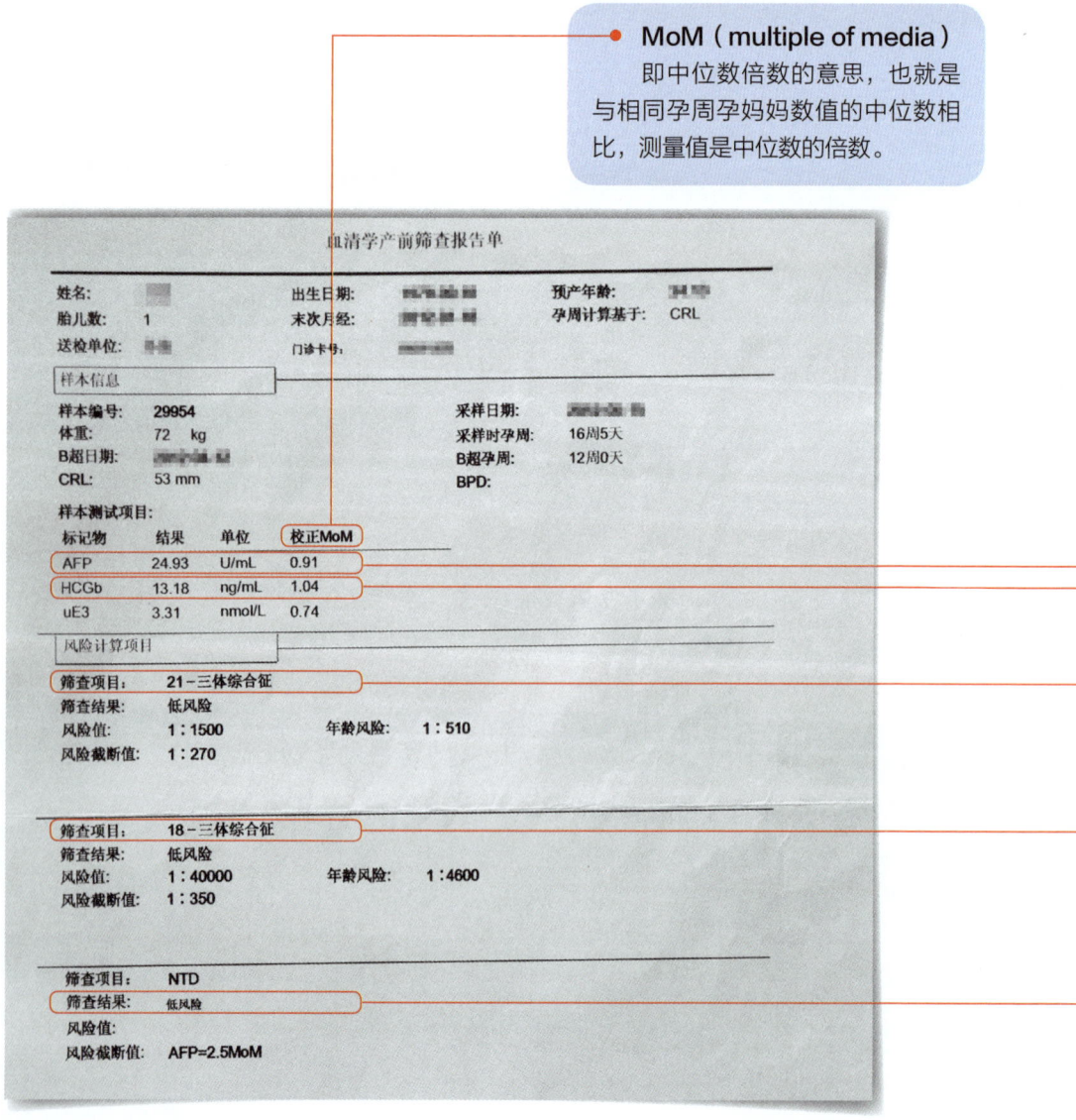

- **AFP**

  甲胎蛋白是女性怀孕后胚胎干细胞产生的一种特殊蛋白，如果胎宝宝是无脑儿或患开放性脊柱裂，孕妈妈血中的 AFP 含量会超出正常值。这种物质在怀孕第 6 周就出现了，随着胎龄增长，孕妈妈血中的 AFP 含量会越来越多。胎宝宝出生后，孕妈妈血中的 AFP 含量会逐渐下降至孕前水平。

扫码获取
- 专家在线问诊
- 科学备孕攻略
- 孕期知识百科
- 膳食营养指南

- **hCGb**

  反映人绒毛膜促性腺激素的浓度，医生会通过这些数据以及孕妈妈的年龄、体重、孕周等，计算得出胎宝宝患唐氏综合征的危险度。

- **21- 三体综合征**

  风险截断值为 1∶270。此报告单中的孕妈妈此项检查结果为 1∶1500，远低于风险截断值，表明胎儿患唐氏综合征的概率很低。

- **18- 三体综合征**

  风险截断值为 1∶350。此报告单的孕妈妈此项检查结果为 1∶40000，远低于风险截断值，表明胎儿患唐氏综合征的概率很低。

- **筛查结果**

  "低风险"表明低危险，"高风险"表明高危险。即使结果出现了高风险，孕妈妈也不必惊慌，因为高风险人群中也不一定都会生出唐氏患儿，还需要进一步进行羊水细胞染色体核型分析。

唐氏筛查的流程看这里

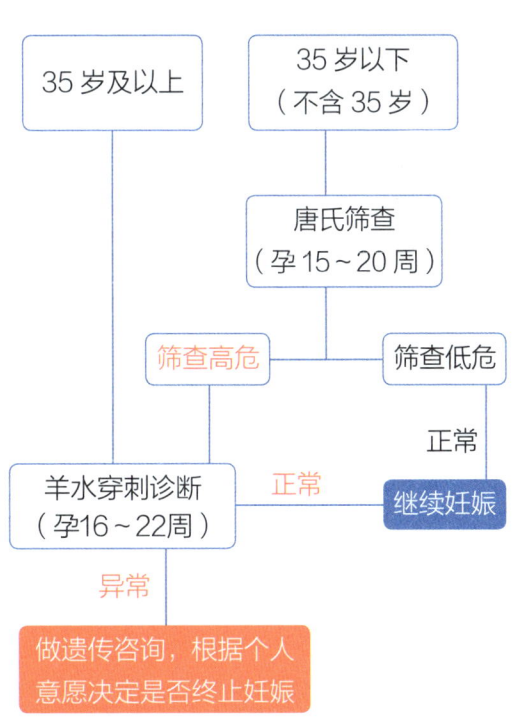

预防唐氏儿孕育须知

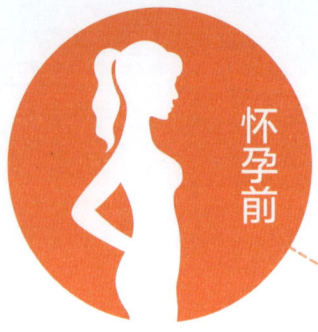

1. 产前诊断是预防唐氏综合征患儿出生的有效措施。
2. 夫妻双方中任意一方患有遗传病，年龄 35 岁及以上或有唐氏儿生育史的女性，怀孕前都需要咨询医生。

孕期进行唐筛检查：
唐氏筛查按时间分为早期唐筛（通常在孕 11～14 周）和中期唐筛（通常在孕 15～20 周）。

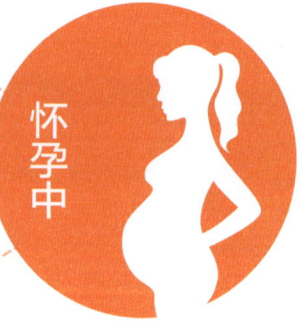

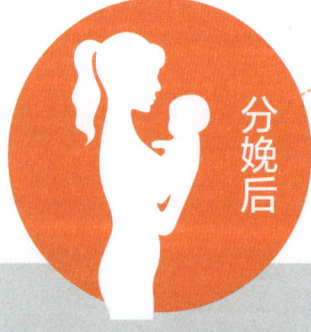

1. 产后 42 天去医院复查时，带孩子到新生儿科做健康检查。
2. 观察孩子的外观和表现，比如孩子的两眼之间间距是否异常、是否有舌头总伸在口外的情况等。

准爸爸重点看

唐筛结果阳性，不一定是"唐氏儿"

唐氏综合征的产前筛查并不等于产前诊断，筛查结果为阳性，代表患唐氏儿的风险增加，并不确定胎儿就一定为唐氏儿。同样，唐氏筛查呈阴性也不代表胎儿一定不是唐氏儿，只是患唐氏儿的概率更低，所以，如果检查结果为阳性，准爸爸一定要及时劝慰孕妈妈，让她不要太过焦虑和担心。

羊水穿刺

唐筛不及格，应做羊水穿刺

唐氏筛查结果为高风险，即提示胎儿患唐氏综合征的概率较高。拿到唐氏筛查结果不合格的孕妈妈，这时也要稳住情绪，进一步做羊水穿刺，再次评估风险。

什么是羊水穿刺

羊水穿刺是在孕16～22周时由超声波导引，用穿刺针经腹壁、子宫壁，进入羊膜腔抽取一定量羊水的检查。

如果胎宝宝的染色体异常，但不伴有结构异常时，B超就无法检查出来。这时主要通过羊水穿刺获取胎儿细胞，然后进行胎儿染色体核型分析来诊断胎宝宝是否患有染色体疾病。此外，还有一些遗传病是由基因突变或先天性基因方面的异常导致的，可能要进行一些特殊的、针对这种基因型的检测。

羊水穿刺主要是检查唐氏综合征，但一些基因疾病也能通过羊水穿刺得到诊断，如珠蛋白生成障碍性贫血、血友病等。

需要时间	疼痛感	检查时机
5～10分钟即可完成	打针时针扎的感觉	孕16～22周为佳

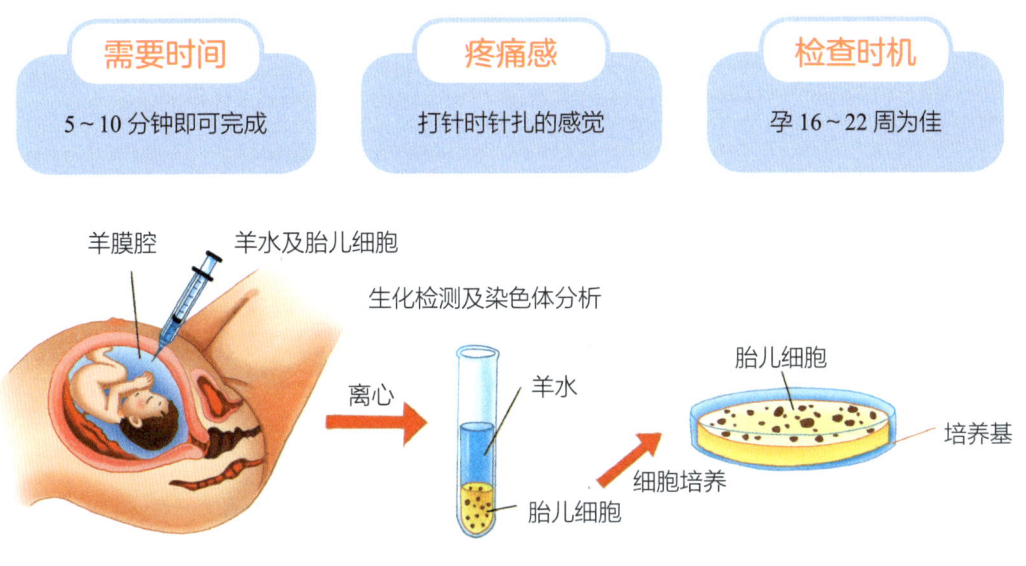

羊水穿刺图解

这些孕妈妈需要做羊水穿刺

并不是所有孕妈妈都需要进行这项检查,如果孕妈妈有以下任意一种情形,则需要考虑做羊水穿刺。

1. 预产年龄 35 岁及以上的高龄孕妈妈。
2. 唐氏筛查未过的孕妈妈。
3. 产前筛查胎儿染色体异常高风险的孕妈妈。
4. 曾生育过染色体病患儿的孕妈妈。
5. 产前 B 超检查怀疑胎儿可能有染色体异常的孕妈妈。
6. 夫妇一方为染色体异常携带者。
7. 生育过单基因病患儿或先天性代谢病患儿的孕妈妈。
8. 医生认为有必要进行检查的其他情形。

做羊水穿刺你该知道的

虽然这种检查的危险性较小,但实际还是存在一些风险的,其中包括胎儿、胎盘、脐带的伤害或感染等,甚至会出现流产或早产。

需要做羊水穿刺的孕妈妈,应选择条件相对较好的大医院进行。严格掌握适应证,并配合 B 超检查,由有经验的医生操作,这些都是很有必要的。

问:羊水穿刺疼吗?

羊水穿刺的过程中可能会觉得腹部有刺痛感,类似肌内注射的疼痛感。羊水穿刺一般不需要麻醉,部分医院可能会适当局部麻醉以减轻孕妇的疼痛感。

问：做羊水穿刺会伤害宝宝吗？

虽然羊水穿刺是一项侵入性检查，但穿刺全过程都配合B超监控，危险性较小，只会稍微提高约为0.3%的流产概率。孕妈妈在怀孕4个月时，羊水量至少有400毫升，穿刺抽取羊水时不易刺伤漂在羊水中的胎儿，且羊水穿刺只需抽取20毫升左右的羊水，因此有危险的概率非常低。

问：做完羊水穿刺后需要注意什么？

做完羊水穿刺后，应休息观察半小时，无不良症状再离开医院。当天不要洗澡，扎针的地方可能会有一点儿痛，也有人可能会出现阴道少量出血或分泌物增加的情况。一般休息几天症状就会消失，无须服药。但如果出现腹痛明显或发热，应引起注意，及时就医。

问：羊水穿刺需要去几次医院？

了解日： 了解孕期情况，签署知情同意书，预约穿刺日期并缴费。

穿刺前一日： 抽血查血常规（可以到做羊水穿刺的医院，也可到其他医院）。

穿刺日： 完成穿刺的过程，预约随诊日期。

随诊日： 取穿刺报告，遗传咨询。

问：羊水穿刺当天要做什么？

1. 带齐所有的化验单，特别是前一天的血常规化验单。
2. 带上之前预约的门诊号及穿刺检查申请单、就诊卡。
3. 争取准时到护士台报到，量体温。
4. 主诊医生会评估化验单及体温，如出现体温过高、有感染的可能性等情况时，则当日不能做羊水穿刺，须等到体温正常再做。
5. 穿刺不需要空腹，穿刺当天孕妈妈可以正常吃早饭。
6. 穿刺前解小便。

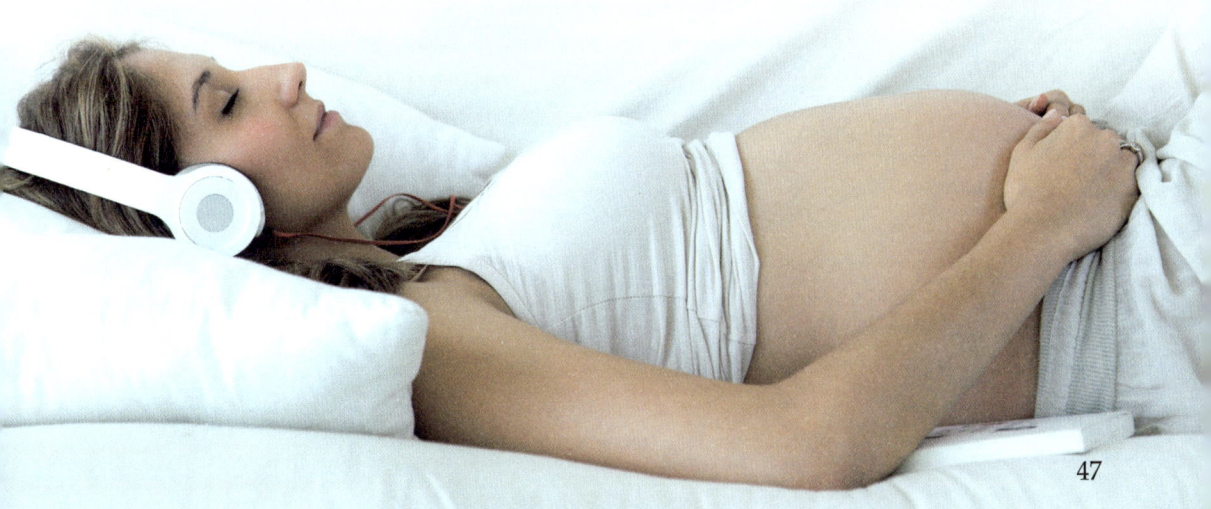

无创 DNA

无创 DNA 产前检测是通过采集孕妈妈外周血 10 毫升，从血液中提取游离 DNA（包含孕妈妈 DNA 和胎宝宝 DNA），来分析胎宝宝的染色体情况，相对于有创的羊水穿刺更为安全。羊水穿刺需要将相关设备深入到孕妈妈的子宫内进行取样，可能会带来感染的风险，也会给本来就紧张的孕妈妈带来更大的精神压力，所以，无创 DNA 对孕妈妈来说心理负担会小一些。

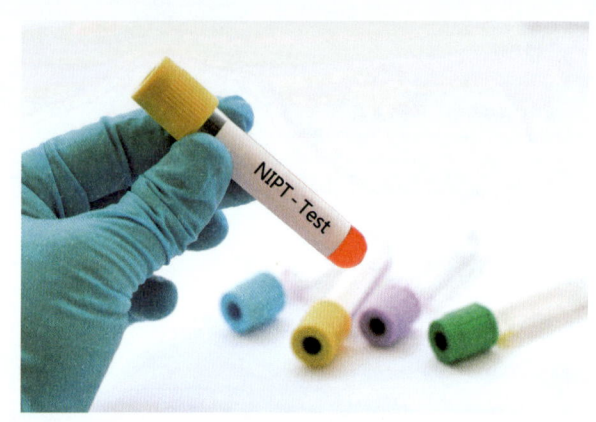

无创 DNA 检查的准确率为 92%～99%，且不会出现出血、感染、流产等情况，未来无创 DNA 可作为普及的检测技术，提高健康婴儿的出生比例，目前适用于有先兆流产、胎盘前置、羊水过少、携带乙型肝炎病毒等情况或心理排斥进行有创的产前诊断的孕妈妈。无创 DNA 取样方法比较简单，不需要长时间的预约和排队。

无创 DNA 你该了解的知识

1. 这是一种新的技术，目前还在临床试用期间。

2. 抽取孕妈妈外周血就可以精准估计胎儿是否有三种最常见的染色体疾病（21- 三体综合征、18- 三体综合征、13- 三体综合征）。

3. 无创 DNA 筛查对最常见的三种染色体异常识别率在 95% 以上。

4. 体重过重、双胎、辅助生殖妊娠、一年内输过血或做过同种免疫治疗、一方染色体异常、基因病家族史的孕妇慎做或不适合做。

5. 无创 DNA 不能取代羊水穿刺，如果无创结果有问题，还需要羊水穿刺来进行确诊。

无创 DNA 与羊水穿刺 + 核型分析的区别

无创 DNA 产前监测	羊水穿刺 + 核型分析
只针对 21 号、18 号、13 号染色体	覆盖所有 23 对染色体
检出率在 92%～99%	准确性比较高（接近 100%）
无创	有创
出报告快	出报告周期较长
价格较高	价格相对便宜
高风险还需要羊水穿刺确诊	诊断性的结果

无创 DNA 不能替代羊水穿刺

无创 DNA 产前检测目前还替代不了羊水穿刺。虽然无创 DNA 的准确率在 92%～99%，但它也只是一种筛查手段，如果筛查结果是阳性，最终还是要通过羊水穿刺来确诊。

此外，目前无创 DNA 产前检测所筛查的染色体只有三种。如果胎儿存在其他方面的染色体问题，很可能筛查不出来，而羊水穿刺检查除了能确诊上述三种疾病，还能查出其他染色体的异常。

无创 DNA 检测流程

① 确定接受无创 DNA 产前检测 ② 签署"知情同意书"、缴费、领取采血包

④ 采血后 2 周，领取检测报告 ③ 抽取静脉血（无须空腹）

监测血压

孕20周后密切监测血压变化

孕20周是监测血压的关键时期。孕妈妈在孕20周以前出现高血压，多是原发性高血压；如果20周以前血压正常，20周以后出现高血压（≥140/90毫米汞柱）并伴有蛋白尿及水肿，则为妊娠期高血压疾病。

正常的血压值

医生或护士会在每次产检时用血压计测量并记录孕妈妈的血压。目前，不少医院都使用电子血压计。血压计上会显示两个读数，一个是收缩压，是在心脏收缩时记录的读数；另一个是舒张压，是在两次心跳之间"休息"时记录的读数。健康年轻女性的平均血压范围是110/70~120/80毫米汞柱。

如果你的血压在一周之内至少有2次高于140/90毫米汞柱，而你平时的血压都很正常，那么医生会多次测量血压以判断你是否患有妊娠期高血压疾病。

警惕妊娠期高血压疾病

以下这些孕妈妈要格外警惕妊娠期高血压疾病。

* 初产妇。
* 小于18岁或大于40岁的孕妈妈。
* 多胎妊娠的孕妈妈。
* 有妊娠期高血压疾病史及家族史或患慢性高血压、慢性肾炎、糖尿病、红斑狼疮等疾病的孕妈妈。
* 营养不良的孕妈妈。

血压居高不下怎么办

当血压读数高于孕妈妈的正常水平，并且连续几次居高不下时，就会引起医生的关注。如果孕妈妈血压开始升高了，那尿常规检查结果对于接下来的诊断就至关重要了。如果尿液中没有出现蛋白质，孕妈妈被诊断为妊娠期高血压疾病的概率很高；如果尿液中有蛋白质，孕妈妈可能处于子痫的早期阶段，需要更频繁地做产前检查。

怎样预防妊娠期高血压疾病

1 定期检查，测血压、查尿蛋白、测体重；保证充足的休息，保持好心情。

2 控制体重，确保体重合理增长。孕期体重增长过快会增加妊娠期高血压的发病率。饮食不要过咸，保证蛋白质和维生素的摄入。

3 及时纠正异常情况，血压偏高时要在医生指导下服药。

测量宫高、腹围

宫高和腹围是判断胎儿大小的重要指标。测量宫底高度,如发现与妊娠周数所对应数值不符,过高或过低都要寻找原因,如做B超等检查,确定有无双胎、畸形、死胎、羊水过多或过少等问题。测量腹围可以了解宫腔内的情况及子宫大小是否符合妊娠周数,正常单胎会因为每位孕妈妈高矮、胖瘦而不同,测量宫高、腹围差别较大,所以胎儿生长情况只能以个体的监测数据变化来进行比较。

腹围在孕期是如何增长的

孕妈妈整个孕期腹围的增长遵循着一定的规律。从孕16周开始测量,其增长规律是:孕20~24周时,腹围增长最快,每周可增长1.6厘米;孕25~36周时,腹围每周增长0.8厘米;孕36周以后,腹围增长速度减慢,每周增长0.3厘米。如果以妊娠16周测量的腹围为基数,到足月,腹围平均增长值为21厘米。单纯测量腹围并不能作为胎儿发育的指标,应该动态观察腹围增长情况。只要医生没有额外提示或说明,即使腹围不按数值增长,孕妈妈也不必为此担忧和困扰,因为受胖瘦、进食情况等影响,每个孕妈妈的腹围增长情况并不完全相同。

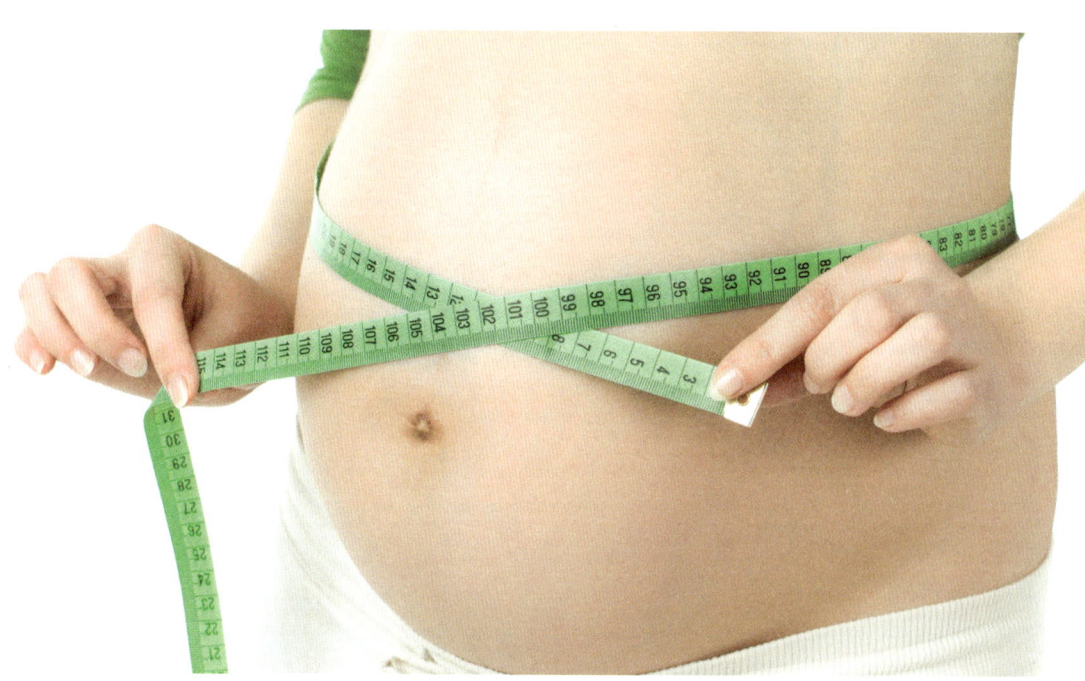

在家怎么量宫高和腹围

宫高： 从下腹耻骨联合处上方至子宫底间的长度为宫高。
腹围： 测量时，以测量最大平面为准。

产科医生重点提示

妊娠期子宫增大有一定规律性

妊娠期子宫增大有一定规律性，表现为宫底升高、腹围增加。因此，从宫高的增长情况可以推断妊娠期胎儿的发育情况。测量结果记录在妊娠检测图上，用来观察胎儿发育与孕周是否相符。

不同孕周的妊娠宫高

妊娠期	宫高
妊娠 12 周末	在耻骨联合上 2~3 厘米
妊娠 16 周末	在耻骨联合与肚脐之间
妊娠 20 周末	在脐下 1~2 横指
妊娠 24 周末	平脐或脐上 1 横指
妊娠 28 周末	在脐上 2~3 横指
妊娠 32 周末	在肚脐与剑突之间
妊娠 36 周末	在剑突下 2~3 横指
妊娠 40 周末	下降至肚脐与剑突之间或稍高位置

学习感受胎动

胎动是什么

在孕16周,最重要的变化是大多数孕妈妈能感觉到胎动了,这是非常神奇而有趣的经历。但有些人不一定知道那就是胎动,可能要17周或18周待胎动多起来了才恍然大悟:哦,原来这就是胎动啊!有的孕妈妈觉得肚子里如同喝了汽水般蠕动,有的则觉得如同蝴蝶停留在肚子上的抖动感,这是不同孕妈妈对胎动的不同感受。

有规律的胎动

在整个孕期,胎动的规律是从无到有,从少到多,再从多到少的。胎宝宝的活动在孕8周末就已经出现,孕12周末就已经比较频繁,只是动作比较轻微,孕妈妈感觉不到而已。有经验的孕妈妈会在孕16周或者更早些时候察觉,最迟不会超过孕5月。如果进入孕5月仍然没有胎动,就需要到医院检查了。

胎动的变化

在孕18~20周,胎宝宝每天的胎动次数为200余次。到了28~32周,胎宝宝每天的胎动明显活跃且频繁,达到高峰。到32周以后,胎宝宝逐渐占满了整个子宫空间,并逐渐下降到盆腔,活动空间减少,所以每天的胎动次数有所减少。

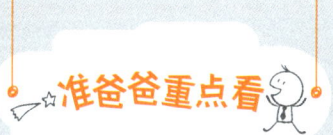

陪检时,准爸爸该做什么

* 做孕妈妈的好帮手

产检是比较烦琐的,许多孕妈妈去医院产检时,感觉忙得停不下来。因此,准爸爸应做一个好帮手,让孕妈妈有休息的时间。

1. 抽血、称体重、量血压时,孕妈妈需要脱掉外套和鞋子,准爸爸可帮助孕妈妈拿着外套、包包、产检资料,这样能让孕妈妈轻松不少。

2. 等结果时,准爸爸可以给孕妈妈接杯水,让她及时补充水分。

3. 准爸爸还可多跑几趟,看看结果是否出来了,出来了帮忙取一下。

4. 如果产检结果有异常情况,孕妈妈可能会很担心,准爸爸要及时安慰她。

* 一起听听孕妇课

很多医院会有孕妇课程,准爸爸在陪孕妈妈产检时,可以一起听听孕妇课程,了解一下孕妈妈、胎宝宝的情况,以及住院的注意事项、新生儿的护理等。准爸爸可以记录下重点事项,回家后监督孕妈妈执行。这也是为住院生产和产后照顾妈妈和宝宝做准备,准爸爸不要偷懒哦。

网络热搜问答

怀孕才5个月，站久了，我的脚就会肿，怎么办？

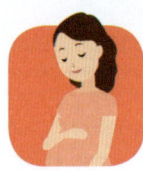

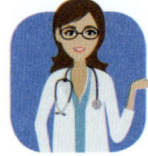

产科主任医师

只要血压正常、尿蛋白呈阴性，孕期轻度水肿是正常现象。一般情况下，轻度水肿不会对胎宝宝和孕妈妈造成明显的影响，但如果水肿蔓延到上肢甚至面部，则需要及时就医。轻度水肿可以通过下面的方法加以调节：1.尽量少吃盐；2.每天喝水不宜超过1500毫升；3.适当活动，不宜过累；4.不要长时间站立；5.坐或躺下时可以把腿部抬高；6.穿防血栓袜，促进血液循环。

怀孕5个月了，能用护肤霜吗？

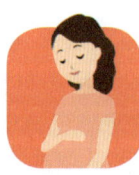

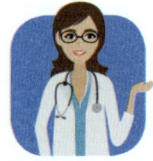

产科主任医师

可以用护肤霜，不过在用之前最好看一下，是否有孕妈妈不宜使用的成分，最好使用孕妈妈专用的护肤霜，当然，用婴儿的护肤霜也可以，婴儿的皮肤娇嫩，所用护肤霜一般不会添加有害成分。

我已经怀孕 5 个月了，可是肚子还是不太明显，跟周围同月份的孕妈妈比起来，我的肚子有点儿小，请问这是什么原因？是不是胎宝宝在肚子里出了什么问题？
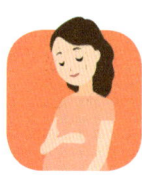

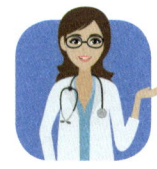
产科主任医师

首先，你要确定自己是不是怀孕满 5 个月了，有时候会出现计算失误。其次，如果一切正常的话，就不要担心，因为有些孕妈妈就是怀孕前期腹部大小不明显，到后期会特别明显。但是如果身体有什么不适症状，就要去医院检查一下。

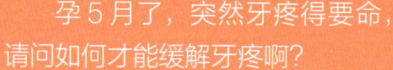
孕 5 月了，突然牙疼得要命，请问如何才能缓解牙疼啊？
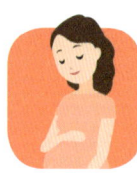

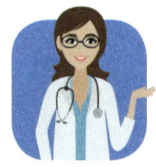
产科主任医师

牙痛是口腔科牙齿疾病最常见的症状之一，常见的有龋齿、急性牙髓炎、慢性牙髓炎、牙周炎、牙龈炎等。到孕 5 月，胎宝宝各方面发育都已经稳定，牙齿问题一般不会引起流产，孕妈妈最好去医院做全面检查，以对症治疗。如果牙痛没有得到及时治疗，到孕晚期，有可能会造成早产。

生头胎时没有妊娠纹，再次怀孕也不会有吧？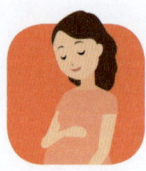

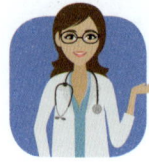
产科主任医师

尽管头胎没有长妊娠纹，但如果再次怀孕时体重增长过快，还是有可能产生妊娠纹的。皮肤的伸缩程度是有限的，体重增加过快，妊娠纹就会随之出现。孕妈妈如果能让自己的体重缓慢增加，那么皮肤也能逐渐展开，这样出现妊娠纹的可能性就会降低。

第二次怀孕了，在照顾大孩时要注意什么？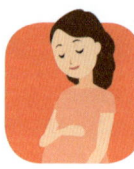

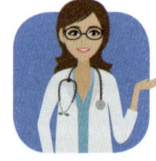
产科主任医师

只要怀孕期间身体没有出现问题，孕妈妈就可以像平时一样抱孩子，带孩子去散步或去公园玩。但是，如果孕妈妈抱孩子时身体感到有负担，就不要再抱了。只要没有出现腹痛、出血等情况，孕妈妈就不用太过焦虑。

因为妊娠反应严重，实在不愿意出门，可以不去医院产检吗？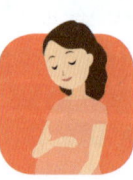

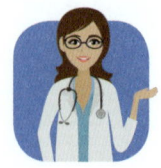
产科主任医师

当身体不舒服时，可以与医生协商更改产检的日期，但是必须做产检！

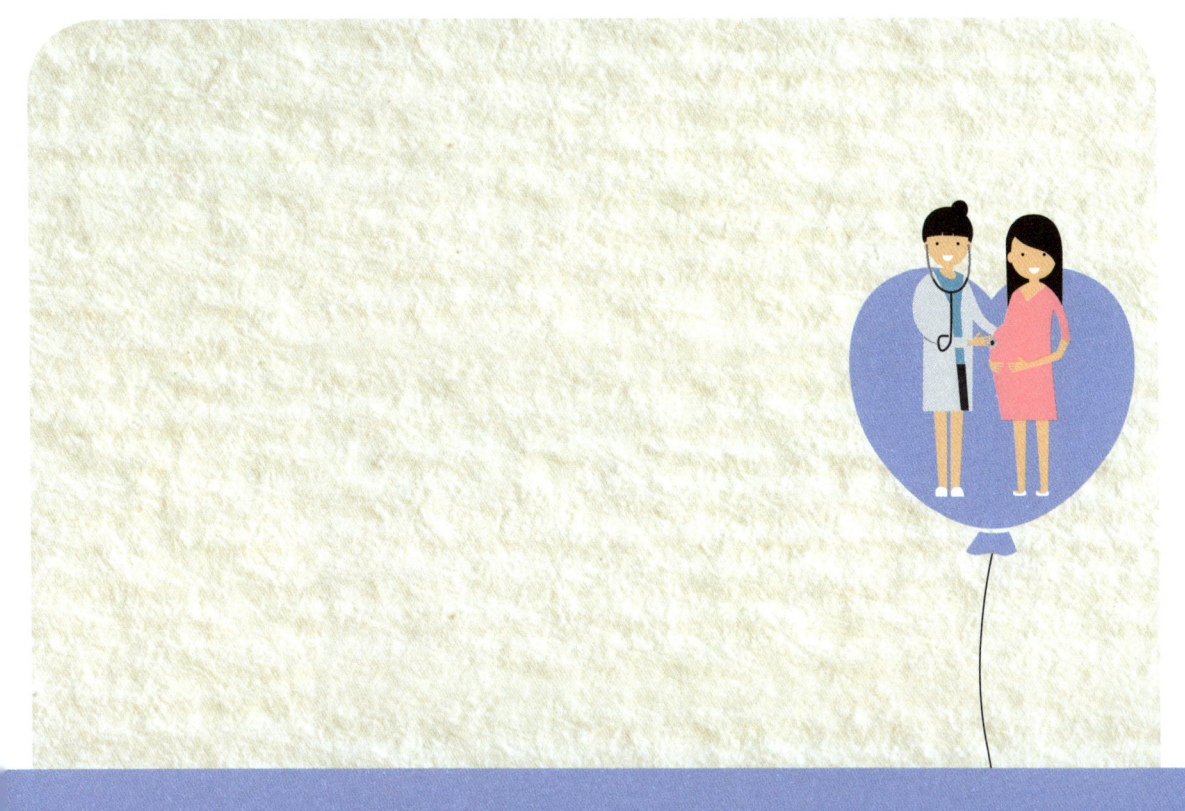

第3次产检
孕21~24周　B超大排畸

第 3 次产检项目

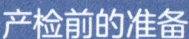产检前的准备

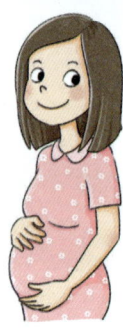

第 3 次产检
孕 21～24 周

 舒适易脱的衣物和鞋子

 母子健康档案

 病史就诊手册

 孕期保健手册

 饮食运动情况记录本

重点项目

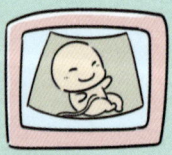

B 超大排畸

基本检查项目

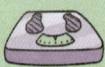
体重检查

血压检查

尿常规检查

血常规检查

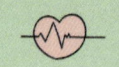
多普勒胎心仪听胎心音

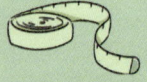
测量宫高、腹围

B超大排畸

B超大排畸检查脏器、四肢等是否有畸形

一般情况下，B超大排畸能清楚地观察到胎宝宝各脏器的情况，帮助了解胎宝宝的生长发育状况，同时也可以查看胎宝宝的头、脊柱、四肢是否畸形，还可以诊断胎宝宝是否患有先天性心脏病、唇腭裂、水肿胎、多指（趾）和外耳畸形等方面的病症。

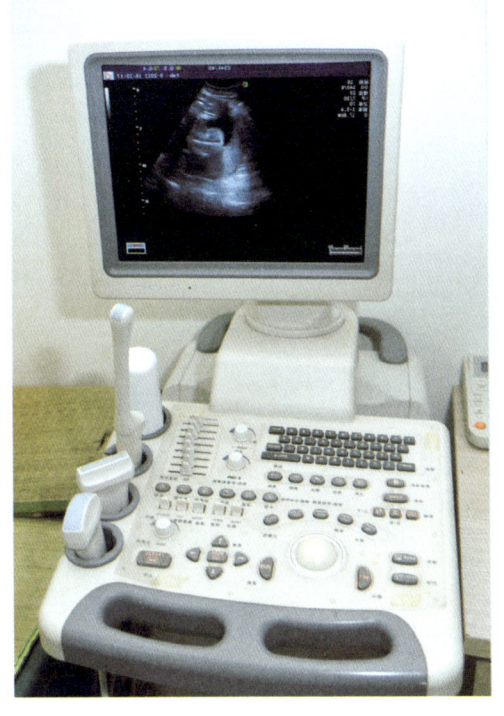

大排畸，不用憋尿

孕妈妈进行大排畸检查时，不再需要憋尿，并且检查前需要排空尿液。

做B超前散散步，让宝宝处于活动状态

做大排畸时，需要宝宝处在活动的状态，如果宝宝睡着了可能会影响B超结果。因此孕妈妈最好在检查前散步20分钟，或吃点东西，让宝宝处于活动的状态。

 Tips

耦合剂是帮助检测的

做B超时，医生会在孕妈妈的肚皮上涂抹耦合剂，涂上去时会感觉微微发凉，它可以排除探头和孕妈妈肚皮间的空气，保障有效检测。

扫码获取
- 专家在线问诊
- 科学备孕攻略
- 孕期知识百科
- 膳食营养指南

B 超大排畸报告单解读

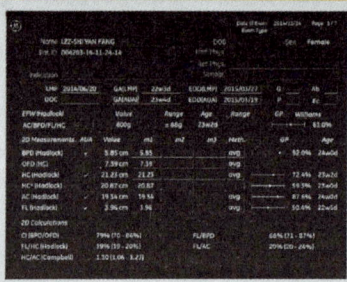

超声诊断报告

姓　名：　　　　　　　　性　别：女　　　　年　龄：
科　室：产科门诊　　　　　　　　　　　　　　HISID：
病　房：--------　　　　　　　　　　　　　　病历号：

超声所见：

双顶径5.9cm，头围21.2cm，腹围19.3cm，股骨长4.0cm

四腔心可见，胎心规律

胃泡、膀胱、双肾可见，脐带腹壁入口未见异常

脊柱强回声排列未见明显异常

双侧上肢肱/尺/桡骨、下肢股/胫/腓骨可见

上唇形态未见明显异常

胎盘前壁及右侧壁，羊水4.8cm，脐动脉S/D：2.3

超声提示：
宫内中孕

双顶径（BPD）

双顶径是指头部左右两侧之间最宽部位的长度，又称为"头部大横径"。孕早期无法通过头臀长来确定预产期时，往往通过双顶径来预测；孕中期以后，在推算胎儿体重时，往往也需要测量该数据。

在孕20周（5个月）后，双顶径基本与怀孕月份相符合，孕28周（7个月）时双顶径约为7.0厘米，孕32周（8个月）时双顶径约为8.0厘米。孕8个月以后，双顶径平均每周增长约0.2厘米为正常，足月时一般为9.3厘米或以上。

头围

测量的是胎儿绕头一周的长度，确认胎儿的发育状况。孕24周的胎儿头围为22±1厘米，此B超单上结果为21.2厘米，在正常范围内。

股骨长

股骨长是指大腿骨的长度，用于推断孕中、晚期的妊娠周数。孕24周的胎儿股骨长为4.36±0.51厘米，此B超单上结果为4.0厘米，在正常范围内。

腹围

腹围也称腹部周长，测量的是胎儿腹部一周的长度。孕24周的胎儿腹围为18.74±2.23厘米，此B超单上结果为19.3厘米，在正常范围内。

做B超大排畸的最佳时间

一般在孕20~24周是做B超大排畸的最佳时间，因为这个时候胎儿在子宫内的活动空间比较大，B超图像显影也比较清楚。太早做B超，由于成像不清楚，会给医生的判断造成影响；太晚做B超，胎儿长得过大，在子宫内的活动空间变小，检查时，很难看到胎儿的全部情况，而且这个时候羊水量也会对成像造成影响。

> **Tips**
>
> **做好B超完全可以起到排畸效果**
>
> B超做好了，也能检查出胎宝宝的状况，其实是不用做三维、四维的。不过，四维彩超可以算是胎宝宝的第一张照片，比较有纪念意义，想要的也可以做一下。

B超报告单的各项参数

羊水指数

以孕妈妈的脐部为中心，分上、下、左、右4个区域，将4个区域的羊水深度相加，就得到了羊水指数。孕晚期羊水指数的正常值是8~20厘米。

小脑横径

妊娠16~40周正常胎儿的小脑横径如下。
20周：（2.16±0.16）厘米。
25周：（2.85±0.17）厘米。
30周：（3.86±0.34）厘米。
35周：（4.29±0.26）厘米。
40周：（4.87±0.42）厘米。

侧脑室

胎儿侧脑室宽度正常应该在1厘米以下，1~1.5厘米算轻微危险，1.5厘米以上就有危险了。

侧脑室增宽大多是由胎儿脑脊液过多造成的，后期大多数胎儿能够自己吸收积液，一般医生会建议孕妈妈隔2周再做B超看看侧脑室是否继续增宽。侧脑室增宽过多，医生会怀疑是脑积水，需要做胎儿头颅核磁共振检查来明确诊断，有的需要进行基因相关的产前诊断。

颅后窝

一般来说，颅后窝的最大深度不超过10毫米。胎儿颅后窝宽度在32周之前随孕周增加而增宽，33周之后随孕周的增加而缩窄。发现有颅后窝积液最早是在22周，最迟为41周，平均31±4周，颅后窝积液以妊娠29~32周最多见，积液量最多也在孕29~32周。当颅后窝积液窝池增宽≥8毫米时，应该每2~3周复查一次；当颅后窝积液窝池增宽>10毫米，则应去产前诊断门诊咨询，同时还要检查有无其他合并畸形。如果颅后窝池宽度大于14毫米或超声检查有畸形者，必须做染色体检查。

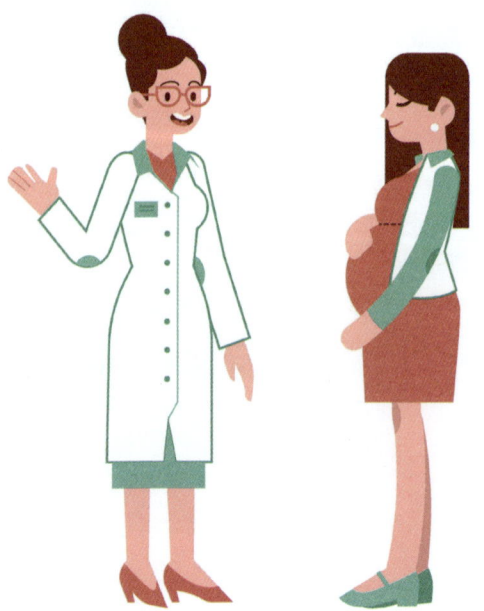

三维彩超 VS 四维彩超

选择三维还是四维彩超

一般在孕24~28周时,医生会安排孕妈妈做一次彩超排畸检查,因为胎儿在24周左右时是大脑快速发育的时期,这一时期胎儿结构已经形成,宝宝的大小适中,羊水量也适中,宝宝在宫内的活动空间较大,胎儿骨骼回声影响较小,图像会比较清晰。孕妈妈可以选择三维彩超或四维彩超进行检测。

三维彩超

三维彩超是立体动态显示的彩色多普勒超声诊断方式,它不仅具有二维彩超的全部功能,还可以进行胎儿头面部立体成像,可以清晰地显示眼、鼻、口、下颌等状态,可协助医生直接对胎儿先天畸形进行诊断,包括表面畸形和内脏畸形,特别是二维彩超难以显示的头面部畸形。三维彩超还能确定胎儿在子宫中的准确位置。

四维彩超

四维彩超不仅具有三维彩超的所有功能,而且在三维彩超图像的基础上,加上了时间维度参数,可以实时观察胎儿动态的活动图像。

做四维彩超前,心态要平和

做四维彩超时,孕妈妈能够看到胎宝宝的实时面部表情,所以做检查前不能过分紧张,应保持平和的心态,否则会对胎宝宝面部表情的成像造成影响。

彩超并不是万能的

通常来说,彩超检查能看出先天性心脏病、唇腭裂、脊柱裂、多指(趾)和消化道梗阻等方面的畸形,但是彩超也不是万能的,例如新生儿的耳聋、白内障等就无法检查出来。

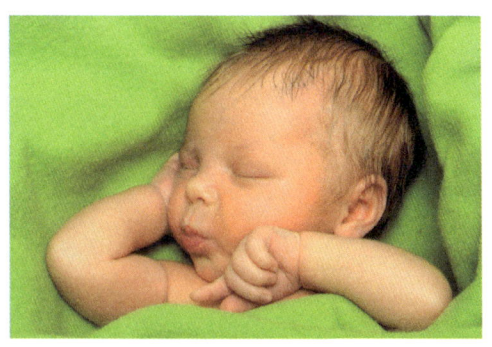

教你看懂胎儿结构超声成像

| 胎位 | 胎位是指胎儿先露部分与母体盆骨前、后、左、右的关系。写法由三方面来构成：先露部位在骨盆的左侧或右侧，简写为左（L）或右（R），顶先露为"枕"，即"O"；臀先露为"骶骨"，即"S"；面先露为"颏"，即"M"；肩先露为"肩"，即"Sc"，先露部位在骨盆的前、后或横，简写为前（A）、后（P）或横（T）。 |

| 脊柱 | 胎儿脊柱连续为正常，缺损为异常，后者提示胎儿可能脊柱有畸形。 |

| 胎头 | 轮廓完整为正常，缺损、变形为异常。脑中线无移位和无脑积水为正常。 |

| 腹部前后径 | 腹部前后间厚度。在检查胎儿腹部的发育状况及推测胎儿体重时，需要测量该数据。 |

| 脐带 | 在正常情况下，脐带应漂浮在羊水中，如在胎儿颈部见到脐带影像，可能为脐带绕颈。 |

| 唇、腭 | 连续为正常。现代医学还不能确切地知道唇腭裂发生的原因。一般认为，怀孕3个月以前有下述情况可能会导致宝宝唇腭裂：较严重的病毒感染，强烈的精神刺激，维生素D、叶酸、铁、钙等缺乏，X线照射，吸烟，酗酒，缺氧，等等。 |

腹部横径

腹部横径指腹部的宽度。在孕 20 周之后,与腹部前后径一起来推测胎儿的发育情况。

双肾盂分离

正常胎儿肾脏的集合系统可有轻度分离,分离径可达 6 毫米,而胎龄大于 30 周后肾盂扩张 ≥ 10 毫米或存在肾小盏扩张则为肾积水。如发现胎儿有肾积水的可能时不要过于担忧,也不必急于终止妊娠,应于 B 超发现一周后复查,如胎儿肾积水宽度 <1.63 厘米或肾实质厚度 > 0.58 厘米,可视为正常;如果积水宽度 > 2.15 厘米或肾实质厚度 <0.2 厘米为不可复性,应该进行遗传咨询,通过小儿外科医生了解可能的畸形、治疗方法、远期预后,对胎儿做出负责的决定。如果数据在安全线以内,大概是宝宝被尿给憋的,排出尿来就好了。

胎儿心脏

胎心和胎儿心脏不同。胎心正常只是指心跳的节奏快慢正常,而等胎儿 24 周做四维彩超时,可以观察胎儿心脏有无病变。怀孕 4 个月后,胎宝宝心脏血管已经形成并已具有正常的胎心功能,此时可通过高质量的彩超发现是否有明显的心脏畸形。

胎盘

胎盘位置说明胎盘在子宫壁的位置,胎盘的正常厚度应在 2.5～5.0 厘米。

S/D

胎儿脐动脉收缩压与舒张压的比值与胎儿供血相关。当胎盘功能不良或脐带异常时,这个比值会出现异常。在正常妊娠情况下,随着孕周的增加,S(脐动脉血流收缩期最大血流速度)下降、D(舒张期末期血流速度)升高,使 S/D 下降,到了快足月妊娠时 S/D 小于 3。

关注羊水量

B超羊水量检查并不是一项所有孕妈妈都要做的检查，羊水量会随着怀孕周数的增加而发生变化。一般来说，到了孕中期羊水量仍然过多，则提示可能存在胎儿畸形或者妊娠期糖尿病的风险，遇到此情况的孕妈妈应及时咨询医生是否要做相关检查。

羊水越多越好吗

羊水是维持胎儿生存非常重要的物质之一。胚胎开始形成之前，羊水将比较厚实的子宫壁撑开，为胎儿提供了自由、舒适的活动空间，也是保护胎儿的屏障。羊水还可以缓解外力对子宫的冲击，使子宫内的环境比较安全。此外，通过提取、分析羊水成分，能够帮助了解胎儿的健康及生长发育情况，到了孕妈妈分娩时，羊水能减轻子宫对胎儿头颅部的压力，能够防止胎盘过早剥离，协助扩张子宫颈，减轻孕妈妈阵痛的同时，帮助其顺利产出胎儿。但是，羊水过多也是不好的。羊水不是静止的，它通过胎儿的吞食和羊膜的吸收进行代谢，在胎儿与母体之间不断交换，维持着动态平衡。当羊水指数大于20厘米时，就是羊水过多，它往往提示着孕妈妈可能有妊娠期糖尿病、胎儿可能有畸形等，孕妈妈需要警惕，定期产检，发现问题及时就医。

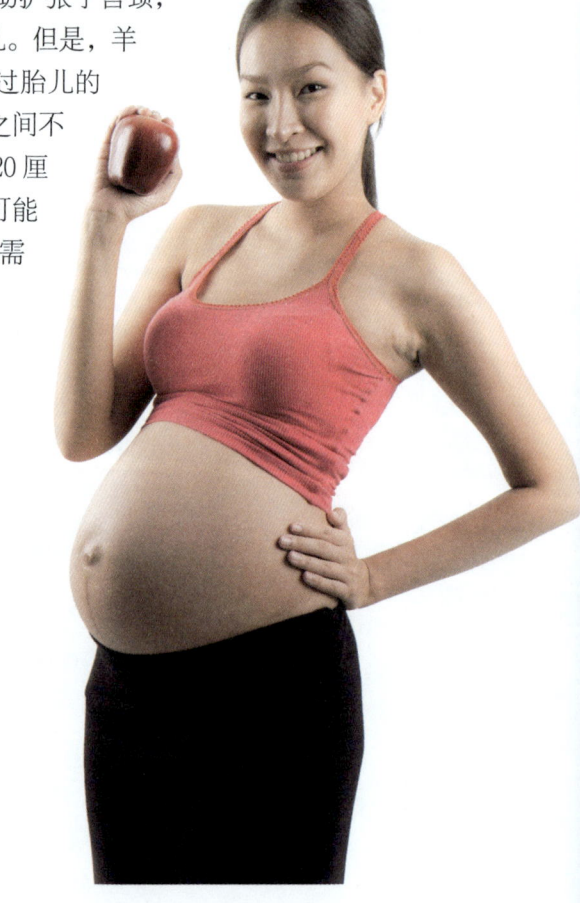

羊水过少也不好

羊水过少一般是由胎儿先天性因素引起的，如尿道闭锁、肾脏发育不全或先天性肾缺如等，这些问题都可导致胎儿尿少或无尿，从而使羊水的来源减少。

羊水过少也可能是孕妈妈胎盘功能减退，或者是腹泻、脱水、破水导致的。

如果羊水过少，胎动时，孕妈妈腹痛明显，腹围及宫高较正常孕周要小很多，所以需要定期检查，排除异常因素。

B超羊水量检查报告单解读

有的孕妈妈在孕期检查时，检查出羊水量过多，需要定期进行B超检查羊水量。其实，无论羊水量过多还是过少，都会对胎儿造成不良影响。

羊水量指数由羊水指数（AFI）和羊水最大暗区垂直深度（AFV）来评定。

以脐水平线和腹白线为准，将子宫直角分成四个象限，测量各象限最大羊水池的垂直径线，测量后四者之和就是羊水指数。AFI在8~18厘米属于正常，AFV在3~8厘米属于正常。通常AFI大于20厘米、AFV大于8厘米，提示羊水过多；AFI小于8厘米，AFV小于2厘米，意味着羊水过少。如果AFI为19~20厘米，应怀疑是否存在羊水过多或偏多。孕妈妈需要提前了解AFI和AFV等相关知识，在做B超检查时，重点关注超声诊断结果，发现异常及时就医，不要盲目猜测。

正常
8厘米 ≤ AFI ≤ 18厘米
3厘米 < AFV < 8厘米

过多
AFI > 20厘米
AFV ≥ 8厘米

过少
AFI < 8厘米
AFV ≤ 2厘米

存疑
AFI为19~20厘米，应怀疑是否存在羊水过多或偏多

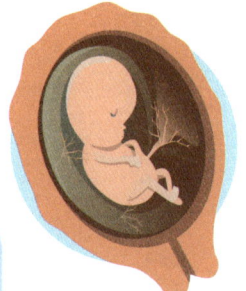

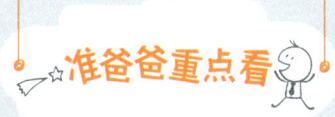

准爸爸重点看

陪孕妈妈做产检，你该做点啥

* 准备可口的早餐

孕妈妈做大排畸B超检查是不需要空腹的，吃些早餐可以使胎儿处于活动状态，更有利于看清胎儿。准爸爸应在孕妈妈产检当天早起，准备可口的早餐，保证孕妈妈有充足的体力、良好的情绪去进行B超检查。

* 做最佳护航人

去医院产检之前，准爸爸可以提前帮孕妈妈准备好产检时需要携带的预约单等。在去医院的路上，保护孕妈妈平安过马路；孕妈妈产检时，代替她排队、挂号、缴费等。

网络热搜问答

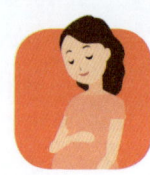

宝宝白天的胎动不多,到了晚上却很频繁,这是为什么?

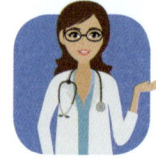

产科主任医师

　　每个胎宝宝都是不同的,习惯也不同,只要有规律就好。白天感觉不到胎动,可能是因为忙着做其他事情没有注意到,而到了晚上休息时才对胎动的感觉更明显一些。这是正常的,没问题。

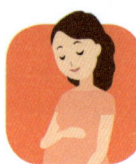

我孕23周B超检查,宝宝偏小,显示只有21周+4天,这是什么原因?

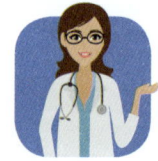

产科主任医师

　　需要综合分析你的情况,比如孕周不准,胎盘功能不良,营养不良,合并内科、内分泌疾病,还有遗传因素等。建议请营养科评估一下饮食状况,2周后复查,如果还是偏小就要考虑胎儿胎盘的问题。

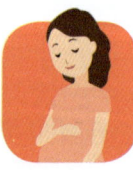

我现在怀孕有6个月了,但是非常不显怀,需要调理一下吗?

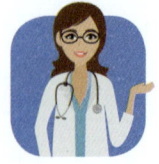

产科主任医师

　　每个孕妈妈的情况都是不一样的,有的是前期看着不明显,到了7个多月才慢慢明显的,只要定期产检,医生没有说你的宝宝小就没事。

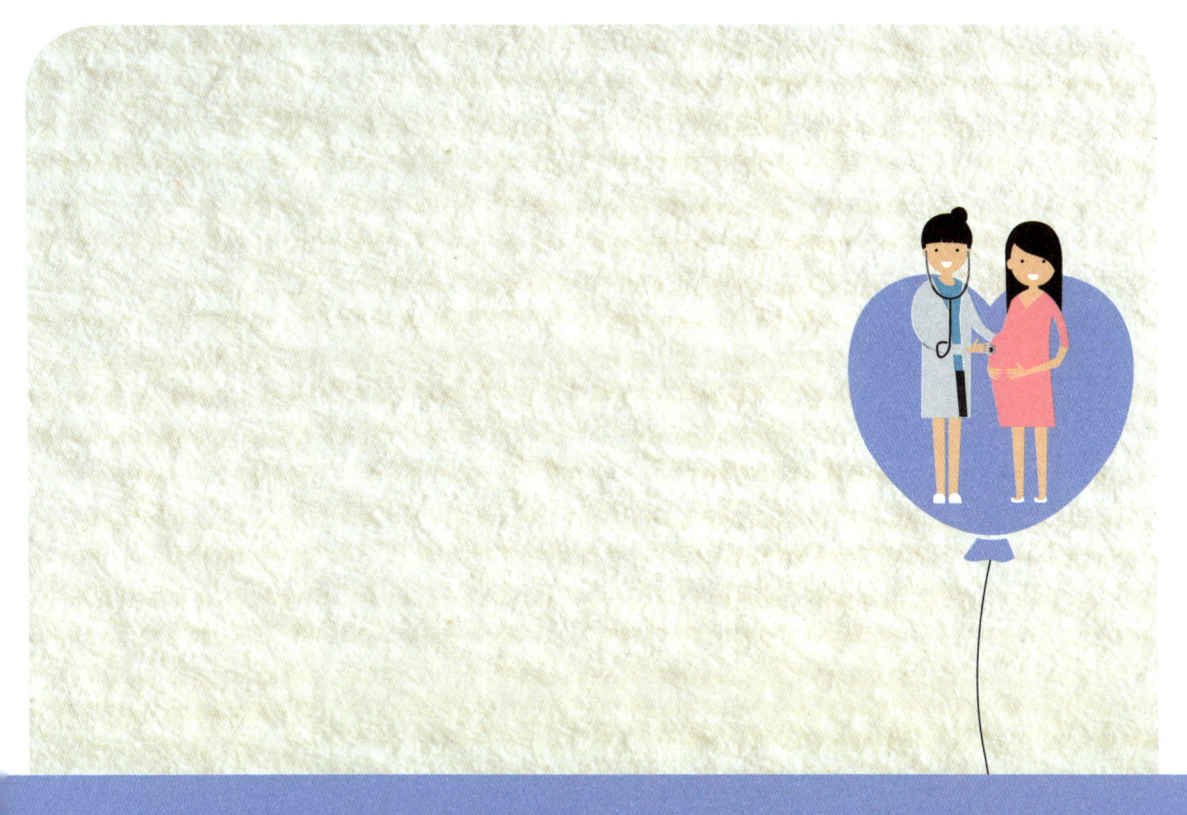

第4次产检
孕24~28周 妊娠期糖尿病筛查

第4次产检项目

产检前的准备

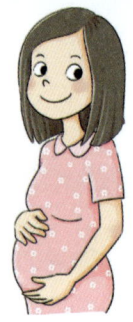

第4次产检 孕24~28周

 空腹

 舒适易脱的衣物和鞋子

 母子健康档案

 病史就诊手册

 孕期保健手册

 饮食运动情况记录本

重点项目

妊娠期糖尿病筛查

人体成分的检测

基本检查项目

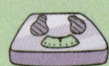 体重检查

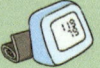 血压检查

 尿常规检查

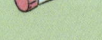 血常规检查

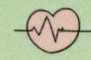 多普勒胎心仪听胎心音

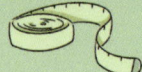 测量宫高、腹围

 检查胎位

妊娠期糖尿病筛查

孕24～28周，要重点做的检查是妊娠期糖尿病筛查，简称糖筛。糖筛是一项孕期必须要做的检查，它能够检查出孕妈妈的血糖水平，如发现异常，则需进行葡萄糖耐量试验，以此来判断孕妈妈是否患有妊娠期糖尿病。

孕妈妈患糖尿病有两种情况：一种是孕妈妈在孕前就患有糖尿病，孕后糖尿病情况加重，即"糖尿病妊娠"；另一种是怀孕期间形成的糖尿病，即"妊娠期糖尿病"。研究表明，在妊娠期间首次发生糖耐量异常的概率为1%～3%。有糖尿病家族史、巨大儿分娩史、乙型肝炎表面抗原携带者、年龄偏大、肥胖等糖尿病高危因素的孕妈妈，应注意避免摄入过量含糖较高及高脂、高蛋白的食物，控制孕期体重增长速度，能帮助预防妊娠期糖尿病的发生。

什么是妊娠期糖尿病

妊娠期糖尿病是指怀孕前并未患有糖尿病，而在怀孕时出现高血糖的现象。妊娠期糖尿病会有"三多"症状，即多饮、多食、多尿，也可能会有生殖系统念珠菌感染反复发作的症状。妊娠期糖尿病的临床表现不典型，75克葡萄糖耐量试验是其主要的诊断方法。75克葡萄糖耐量试验的诊断标准为：空腹及服糖后1、2小时的血糖值分别为5.1毫摩/升、10.0毫摩/升、8.5毫摩/升，任何一项达到或超过对应数值则可诊断为妊娠期糖尿病。

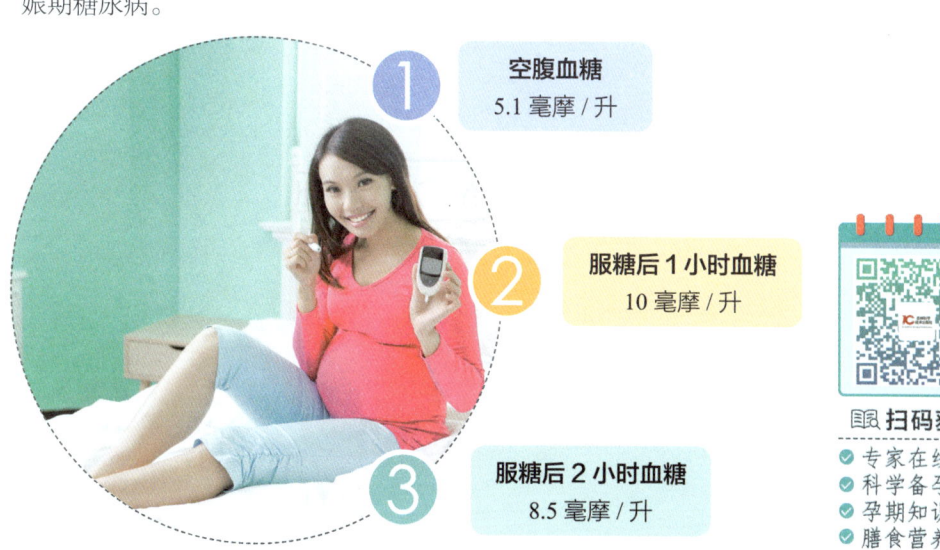

自查是否属于妊娠期糖尿病高危人群

孕妈妈如果担心自己患有妊娠期糖尿病,可通过下面的内容进行自我检测是否属于高危人群。

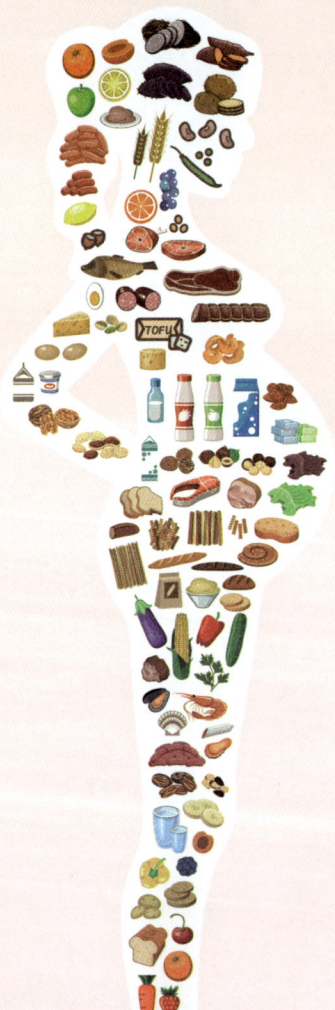

1　孕妈妈年龄在35周岁以上。

2　孕妈妈有妊娠期高血压疾病,反复出现症状。

3　肥胖,反复自然流产。

4　妊娠胎儿比孕周要大或曾分娩过巨大儿。

5　羊水过多。

6　曾有过找不到原因的早产、死胎、死产、新生儿畸形史和新生儿死亡史。

7　近亲中有糖尿病患者。

8　患有多囊卵巢综合征。

9　前一次怀孕患了妊娠期糖尿病。

如果您符合其中的某一条,应引起注意,要尽早做好产前其他各项检查及糖筛。

做糖筛的注意事项

* **糖筛需要空腹**

   糖筛检查需空腹至少12小时,孕妈妈应注意计算空腹时间。

Tips

部分医院会在糖筛缴费时把葡萄糖粉提前发给孕妈妈,孕妈妈可在糖筛当天,在家用温水冲好糖粉,用保温杯带到医院服用。

* **糖粉要全部溶于水中**

   在喝葡萄糖粉时,孕妈妈应注意充分搅拌,让糖粉全部溶于水中,避免洒出来,否则会影响检测的准确性。

* **糖筛的前三天应正常饮食**

   很多孕妈妈在做糖筛时,会出现第一次不通过的情况。实际上,这些孕妈妈不一定有问题,而可能是做糖筛前三天吃了过量的甜食,如多吃了几块西瓜、喝了几杯鲜榨果汁等,摄入的糖量高于日常饮食,会导致孕妈妈血糖值异常。因此,检查前三天孕妈妈应保持正常饮食,不要增加糖分的摄入,但也不要刻意控制,否则会影响糖筛的准确性。

妊娠期糖尿病筛查的过程

75克葡萄糖耐量试验

空腹12小时(禁食禁水),先空腹抽血,然后将75克葡萄糖粉溶于300毫升温水中,5分钟内喝完,从喝第一口时开始计时,服糖后1小时、2小时分别抽血测血糖。

诊断结果

如果有下列1项或1项以上达到或超过正常值,就可诊断为妊娠期糖尿病。
空腹:5.1毫摩/升
1小时血糖:10.0毫摩/升
2小时血糖:8.5毫摩/升

75克葡萄糖耐量试验（OGTT）化验单解读

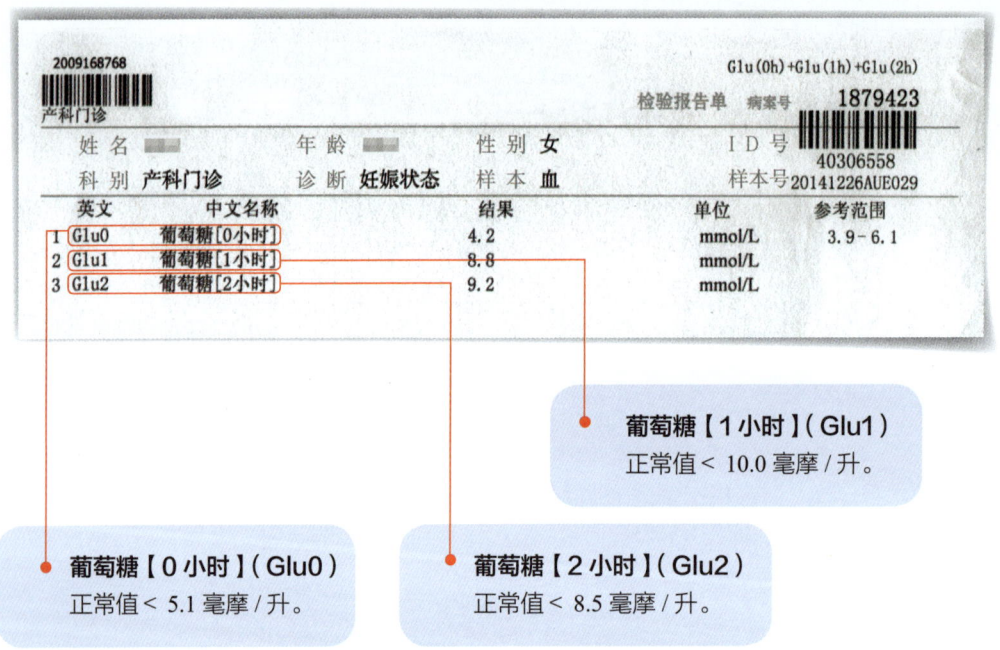

葡萄糖【0小时】（Glu0）
正常值＜5.1毫摩/升。

葡萄糖【1小时】（Glu1）
正常值＜10.0毫摩/升。

葡萄糖【2小时】（Glu2）
正常值＜8.5毫摩/升。

产科医生重点提示

没必要为了过75克葡萄糖耐量试验"弄虚作假"

做这项检查是为了真实检测孕妈妈的身体状况，因此孕妈妈去做75克葡萄糖耐量试验之前，除了空腹，不需要做特别的准备，不要刻意改变平时的饮食习惯，否则检测就没有任何意义了。如果为了达标而"弄虚作假"，欺骗的不仅是医生，而是你和宝宝。

想要75克葡萄糖耐量试验结果达标，我们需要的不是什么临时抱佛脚的独门秘籍，而是从怀孕开始就合理安排饮食，少食多餐、少油少盐、营养均衡，并根据自己的情况选择做一些温和的运动，比如散步、游泳、瑜伽等。

妊娠期糖尿病患者孕育须知

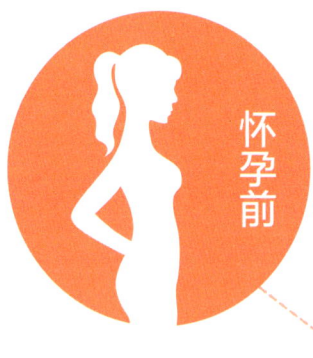

1. 制订合理的饮食计划,避免摄入过量高油脂、高糖分、高碳水的食物。
2. 2型糖尿病患者需咨询医生,改用胰岛素来控制血糖。
3. 监测血糖变化。
4. 检查眼睛健康状况。

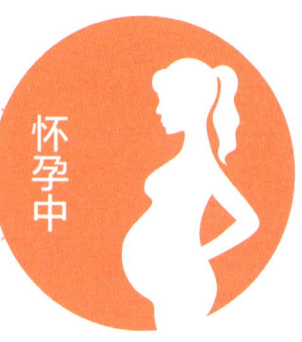

1. 新诊断的高血糖孕妈妈,需要每天监测7次血糖(三餐前30分钟、三餐后2小时、夜间)。
2. 每天适当锻炼身体,合理饮食、少食多餐,多摄入高纤维食物,避免孕期体重增长太多。
3. 用胰岛素治疗的孕妈妈不要擅自改变治疗方案。

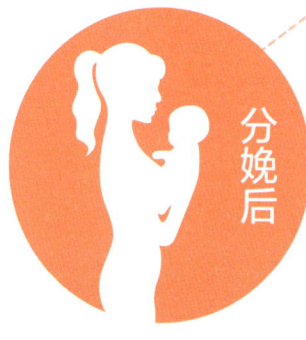

1. 孕期没有进行胰岛素治疗者,产后正常饮食即可,但仍要坚持低糖、低脂饮食。
2. 孕期使用胰岛素治疗者,恢复正常饮食后要进行血糖的监测。
3. 母乳喂养的新妈妈要减少胰岛素的使用量。

均衡饮食，控制血糖

控制总热量

通过饮食摄入的总热量是影响血糖变化的重要因素，所以孕妈妈必须限制每日从食物中摄入的总热量，要做到控制进食量，少吃肉、多吃蔬菜、适当吃水果。

不要进食含糖高的食物。含糖高的食物进食过多可导致血糖过高，加重糖尿病患者的病情或增加巨大儿的发生率。一般每日每千克体重需要的热量为30~35千卡。孕妈妈可以让医院的营养师根据你个人的情况制定适合自己的食谱。

1. 主食类的食物要限制。如米、面、薯类食物，每日在250克左右。

2. 蛋白质的供给要充足。动物性蛋白质选择瘦畜肉、鱼肉、去皮禽肉等，并且不要过量。另外要多吃一些豆制品，增加植物性蛋白质。

3. 避免高脂膳食。高脂饮食是诱发妊娠期糖尿病的关键因素，食用油应选择富含不饱和脂肪酸的橄榄油、亚麻子油等，每天控制在25~30克，饱和脂肪酸的摄入量不超过脂肪摄入总量的1/3，少吃或不吃动物性脂肪。

4. 补充维生素和矿物质。多吃一些蔬菜补充维生素，经常吃一些含铁和含钙高的食物，如牛奶、鱼、瘦畜肉、动物肝脏等，以补充矿物质。

选择低生糖指数食物

高生糖指数食物会刺激胰岛分泌更多的胰岛素，孕妈妈如果长期进食高生糖指数食物，会使胰岛β细胞功能的代偿潜能进行性下降，最后不能分泌足够的胰岛素来维持血糖在正常范围，从而发生妊娠期糖尿病。

低生糖指数食物

谷类：小麦、大麦、黑麦、黑米、荞麦、玉米等制作的粗粮食品。
豆类：绿豆、豌豆、红豆、蚕豆、鹰嘴豆等。
奶类及奶制品：几乎所有的奶类及奶制品生糖指数都很低，如牛奶、酸奶等。
水果类：含果酸较多的水果，如苹果、柚子、猕猴桃、柠檬、火龙果、梨等。
蔬菜：蔬菜基本都是低生糖指数食物，尤其是叶菜类和茎类蔬菜，如菠菜、芹菜、莴笋等。

避免过量吃甜食

甜食含有大量蔗糖、葡萄糖,如巧克力、冰激凌、月饼、甜饮料等。吃了这些食物,糖分会很快被人体吸收,血糖突然上升并持续一段时间(维持时间较短),造成血糖不波动,长期食用这些食物还会导致肥胖,所以"糖妈妈"忌大量吃甜食。

多吃富含膳食纤维的食物

在可摄取的分量范围内,多摄取高膳食纤维食物,如以糙米饭或五谷米饭代替白米饭,增加蔬菜的摄取量,多吃低糖的新鲜水果,不喝甜饮料等,这些都有助于平稳血糖。

吃零食要有节制

不能无节制地吃零食,尤其是糖果、点心、冰激凌等甜食,因为过量的糖进入身体会导致血糖快速升高,并导致孕妈妈或胎宝宝肥胖,所以千万不要为了一饱口福而随心所欲地吃。喜欢吃零食的孕妈妈可以每天吃一小把坚果类食物,如核桃、杏仁等,这些食物富含不饱和脂肪酸,可以减少对葡萄糖的吸收,有助于稳定血糖水平,还有助于胎宝宝大脑发育。

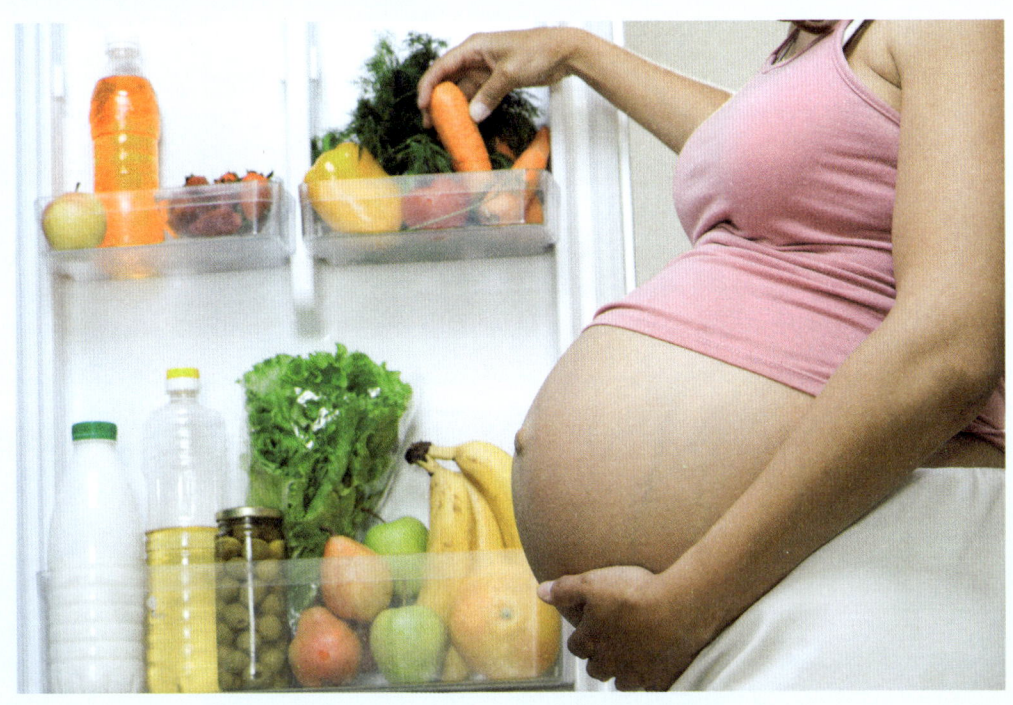

注意餐次分配，少食多餐

孕妈妈餐次的分配非常重要，因为一次进食大量食物会造成血糖快速上升，而孕妈妈空腹太久又容易发生酮症，危害母胎健康，所以应采取少食多餐这种科学的饮食方法。在控制总热量的同时，可采取少食多餐的方式，在正常的早中晚三餐之外匀出一些热量作为加餐。将每天应摄取的食物分成5~6餐，可避免三餐后的血糖水平大幅度升高，避免加重胰脏的负担。早中晚三餐的热量应分别控制在10%、30%、30%，可分别在上午9:00~10:00，下午3:00~4:00，以及睡前加餐一次，分别占总热量的10%，防止低血糖的发生。

保证充足的蛋白质摄入

蛋白质对胎宝宝的生长发育至关重要。蛋白质的摄入要占到总热量的15%~20%，每天应摄入70~80克，其中大豆及豆制品、去皮禽肉、鱼虾、蛋、瘦肉、低脂奶等优质蛋白质的量要占到蛋白质摄入总量的1/2。

 Tips

降低食物生糖指数的烹调方法

孕妈妈日常饮食中，除了避免吃过甜的食物外，还要选择一些降低食物生糖指数的烹调方法，这样能更好地控制血糖。

蔬菜能不切就不切。食物颗粒越小，生糖指数越高，所以一般薯类、蔬菜等不要切得太小，可以多嚼几下，对血糖控制有利。

高、中生糖指数的食物与低生糖指数的食物一起烹饪，可降低生糖指数。如在大米中加入燕麦等粗粮同煮。

食物的软硬、生熟、稀稠对食物生糖指数都有影响。加工时间越短、水分越多，食物生糖指数越低。

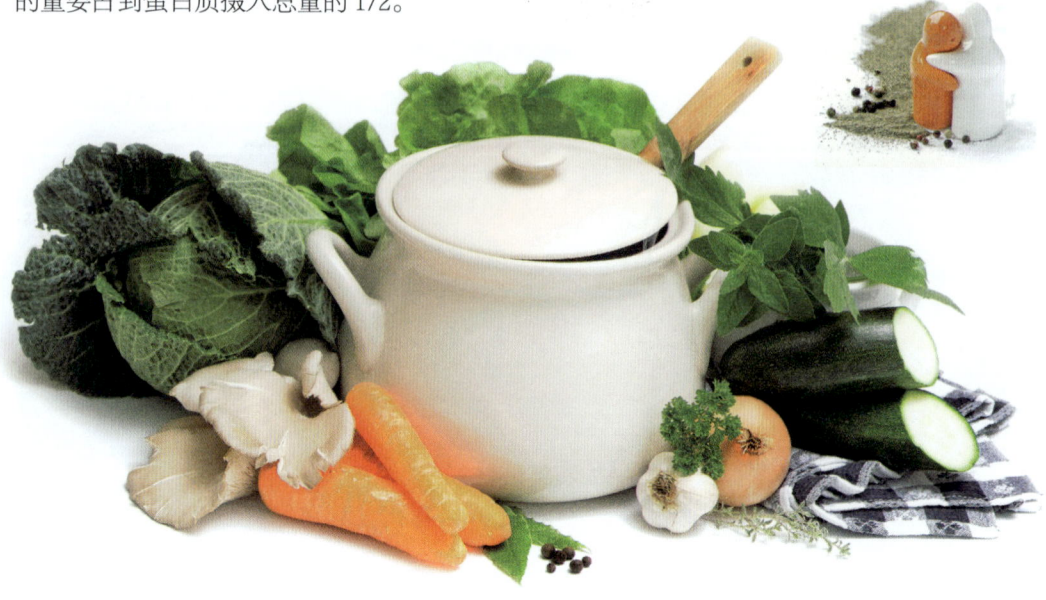

上班族孕妈妈中餐控糖方案

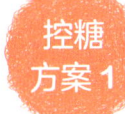

控糖方案 1

自带午餐，注意粗细搭配

1. 带 3 个盒子：一个盒子装主食，最好粗细粮搭配，如 2/3 份米饭加一小块蒸红薯，主食中加点粗粮，不会让血糖飙升太快；一个盒子装需要加热的菜肴，荤素比例 1：2，蔬菜尽量多装；一个盒子装水果或凉菜。
2. 宜选择适合再次加热的、有控糖效果的蔬菜，如苦瓜、黄瓜、芹菜、番茄等。蔬菜前一天晚上做好之后立刻分装，冷却后直接放入冰箱保存，不要装剩菜。
3. 荤食宜选择少油的。如果菜里有油，宜先控油再装盒，能有效控脂肪、稳血糖。

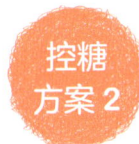

控糖方案 2

外卖盒饭

1. 不要贪便宜，发现食材不新鲜、太油腻或太咸就换一家，毕竟在孕期，孕妈妈和胎宝宝的健康才是第一位的。
2. 为了控血糖，可以选小份盒饭，或与别人拼一套质量好点的盒饭，只吃其中一半米饭，一半肉。精米和脂肪摄入过多会让血糖骤升。

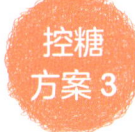

控糖方案 3

餐厅拼餐

1. 蒸、炖、煮、凉拌都是减少油脂摄入的烹饪方法，所以，要多点凉菜和蒸煮炖菜，少点炒菜，不点油炸菜。
2. 如果 4 个人拼餐，可以点 6 个菜，2 个蔬菜、2 个冷荤、2 个炖煮，荤素搭配菜为好。

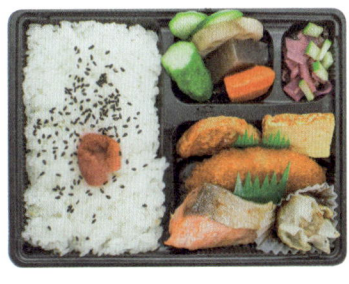

米饭减半 →

直接将米饭减掉一半，其他食物摄取不变

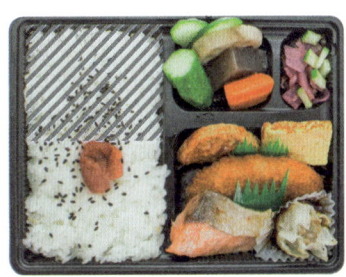

糖尿病妊娠和妊娠期糖尿病不完全是一回事

糖尿病妊娠需要区别于妊娠期糖尿病

糖尿病妊娠（PGDM）
- 妊娠前已患糖尿病

  或
- 根据 WHO 标准在孕期首次诊断的糖尿病
- 可以发生在孕期的任何阶段，包括孕早期

妊娠期糖尿病（GDM）
- 孕前血糖正常，或有高血糖但未达到糖尿病诊断标准

  且
- 在孕期首次诊断
- 可以发生在孕期的任何阶段，但通常在孕 24 周后多见

糖尿病孕妈妈分为两种情况： 一种是妊娠前已有糖尿病，又称"糖尿病妊娠"（PGDM）；另一种是妊娠前糖代谢正常，妊娠后才出现的糖尿病，又称"妊娠期糖尿病"（GDM）。据统计，在所有糖尿病孕妈妈中，80% 以上为妊娠期糖尿病，而糖尿病妊娠不足 20%。

妊娠期糖尿病的诊断标准要比普通人更严格，这是因为孕妈妈除了自身对热量有需求外，还得供应胎儿生长所需要的热量，而这些热量只能从母体的血糖中获取，因此，妊娠期血糖本身就应比非妊娠期要低。另外，母体的血糖会通过胎盘直接运输到胎儿体内，将血糖保持在较低范围，对胎儿胰腺刺激较小，避免胎儿尚未发育成熟的胰腺被来自母体的高血糖刺激，产生胎儿胰岛细胞增生，而胰岛细胞增生正是新生儿低血糖、小儿肥胖和长大后肥胖，乃至发生糖尿病的重要原因。

**2015 年 FIGO（国际妇产科联盟）指南和
2017 年 ADA 指南对妊娠期糖尿病的认定标准**

产科医生
重点提示

两者判定的标准是一致的，即在妊娠 24~28 周采用 75 克口服葡萄糖耐量试验（OGTT）。

- 空腹血糖 ≥ 5.1 毫摩 / 升
- 餐后 1 小时血糖 ≥ 10.0 毫摩 / 升
- 餐后 2 小时血糖 ≥ 8.5 毫摩 / 升
- 血糖值满足以上任何一点即可诊断为妊娠期糖尿病（GDM）

北京协和医院在诊断妊娠期糖尿病时即采用这种标准。

糖尿病妊娠和妊娠期糖尿病的不同点

✱ 血糖升高的时机不同

糖尿病妊娠是女性在怀孕前糖尿病就已经存在，可能在孕前已经确诊，也可能在孕前未被发现；妊娠期糖尿病是指怀孕前糖代谢正常或有潜在糖耐量减退，怀孕后才出现的糖尿病。

✱ 诊断标准不一样

糖尿病妊娠的诊断标准与普通糖尿病患者完全相同。有一些孕妈妈在怀孕前从未化验过血糖，但在妊娠后的首次产前检查中，只要血糖升高达到诊断糖尿病的任何一项标准（妊娠期糖尿病的诊断过程和认定标准见 73 页），尽管其高血糖是在怀孕以后才发现的，也应诊断为孕前糖尿病。

✱ 孕前准备不同

糖尿病妊娠的女性最好在孕前把血糖控制在正常水平，在医生指导下选择口服降糖药或是注射胰岛素。另外，还要围绕糖尿病并发症进行全面筛查，包括血压、心电图、眼底、肾功能等，最后由内分泌科医生和妇产科医生根据检查结果评估是否适合怀孕。如果孕前血糖正常，怀孕过程中需要注意控制摄入的热量，并适度运动来预防妊娠期糖尿病。

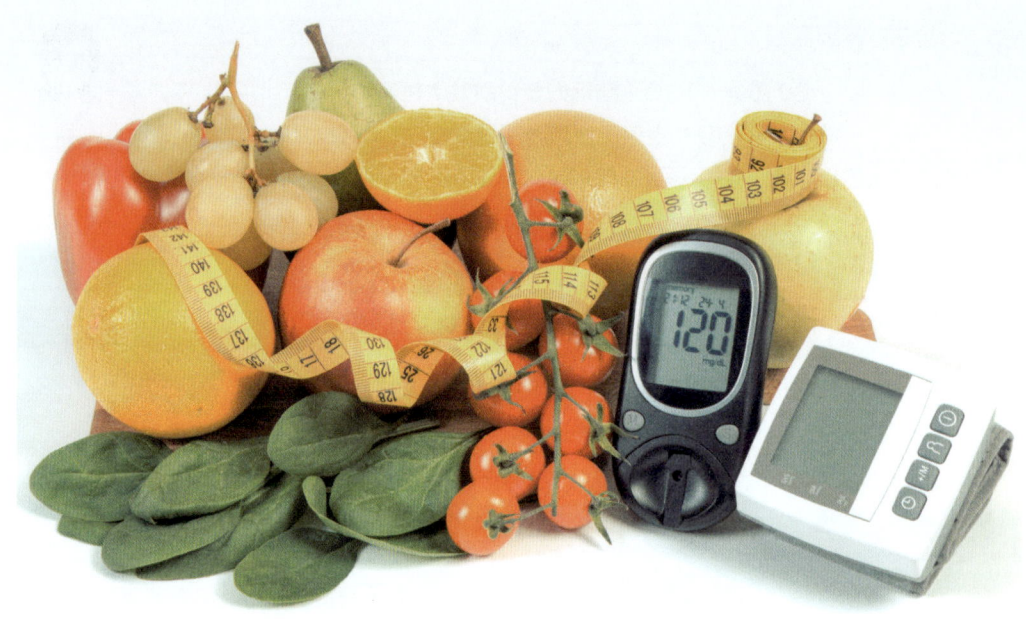

* **对母胎的影响不同**

孕前有糖尿病的女性，一旦血糖控制不好，其不良影响将贯穿整个孕期，如孕早期可明显增加流产、胎儿畸形等风险，妊娠中、晚期高血糖可明显增加巨大儿、早产、剖宫产的概率。妊娠期糖尿病还可能会诱发酮症酸中毒，一定要谨慎对待。

* **治疗时程不同**

糖尿病妊娠的血糖控制贯穿孕前、妊娠期及产后，需要终身治疗。妊娠期糖尿病的血糖升高多始于妊娠的中、晚期，随着分娩的结束，血糖大多可恢复正常（少数例外），也就是说，对大多数妊娠期糖尿病患者的降糖治疗主要集中在孕中、晚期。当然分娩之后仍需注意监测血糖，控制饮食，坚持运动，避免发展成真正的糖尿病。

* **治疗难度不同**

患糖尿病的女性怀孕后，其血糖升高及波动往往比孕前更明显且难以控制，大多需要使用胰岛素来控制血糖。相对来说，大多数妊娠期糖尿病患者通过控制饮食、适当运动就能使血糖达标，只有少数孕妇需要用胰岛素来控制血糖。

* **预后不同**

　　孕前就有糖尿病的女性分娩后糖尿病仍然存在，治疗不能中断。绝大多数妊娠期糖尿病患者在产后血糖即可自行恢复正常，要遵医嘱调整或者停止用药。需要注意的是，妊娠期糖尿病患者需要在产后 6~12 周做 75 克葡萄糖耐量试验，重新评估糖代谢情况。如果达到糖尿病诊断标准，即确诊为糖尿病；如果正常，今后每隔 2~3 年要再复查血糖。

糖尿病妊娠和妊娠期糖尿病的相同点

* **血糖控制一样严格**

　　无论是糖尿病妊娠还是妊娠期糖尿病，都必须严格控制血糖，具体目标是：空腹、餐前或睡前血糖为 3.3~5.3 毫摩 / 升，餐后 1 小时血糖 ≤ 7.8 毫摩 / 升，餐后 2 小时血糖 ≤ 6.7 毫摩 / 升，夜间凌晨血糖为 4.4~5.6 毫摩 / 升，糖化血红蛋白（HbA1C）尽可能控制在 6.0% 以下。

* **都应警惕低血糖**

　　由于妊娠期的血糖控制比非妊娠时更加严格，这就意味着患者面临着更大的低血糖风险，而低血糖同样会对母胎造成严重的伤害。因此，千万不可忽视对妊娠期的血糖监测，应当增加监测频率，在确保血糖达标的同时，尽量避免发生低血糖。

* **降糖药物均首选胰岛素**

　　怀孕期间，无论是哪种类型的糖尿病，如果单纯的饮食控制不能使血糖达标，皆需选用胰岛素治疗，并且人胰岛素优于动物胰岛素。

* **做好饮食控制，别矫枉过正**

　　与普通糖尿病患者不同，孕妈妈的饮食控制不宜过严，要求既能保证孕妈妈和胎宝宝热量需要，又能维持血糖在正常范围，而且不发生饥饿性酮症，最好采取少食多餐的饮食原则，每日分 5~6 餐，并尽可能选择低生糖指数的碳水化合物。

* **病情监测用血糖，不用尿糖**

　　这是因为孕妈妈肾糖阈下降，尿糖不能准确反映血糖水平。如果尿酮阳性而血糖正常或偏低，可考虑为"饥饿性酮症"，应及时增加食物摄入；若尿酮阳性且血糖明显升高，可考虑为"糖尿病酮症酸中毒"，应在医生的指导下按酮症酸中毒治疗原则处理。

人体成分的检测

人体成分

人体的化学组成成分主要有水、脂肪、蛋白质、矿物质四种,这四种成分简称人体成分。它们共同构成了机体的各种组织、器官和系统,并具有不同的结构和功能。

生物电阻抗法

人体成分的测量方法有许多种,其中生物电阻抗法以其方便、快捷、准确率高、无侵害性等优点,成了最广为使用的方法。

目的

测量去脂体重、体脂肪、细胞内液和细胞外液等多项指标。

优点

操作简便、安全性好、非入侵,结果准确性较高。

原理

生物电阻抗法是将人体作为一个导体,利用人体的去脂组织与脂肪组织的导电性差异,及不同人体成分在不同频率的生物电流下的电阻不同的特性,对人体施加不同频率的微弱电流来测量人体成分。

注意事项

1. 受检者不能佩戴钥匙、手表等金属制品,并确定体内无植入式金属及电子设备。
2. 受检者测量前不能进行体育活动或体力劳动。
3. 确保受检者测量前两小时未进食、未大量饮水。
4. 测试前要排空大小便。

安全性

生物电阻抗法所使用的电流不足1毫安,远小于人体可以承受的电流值,因此生物电阻抗法是绝对安全的。

孕妈妈做人体成分检测的意义

妊娠期是女性一生中人体成分变化最大的时期。孕妈妈的体重增加不仅是胎儿重量的增加，也是母体多种人体成分的增加，如血液、组织液、子宫、乳房及体脂肪等。大量研究表明，母体人体成分的改变与妊娠的发展情况具有密切的关系。

体脂肪

对备孕和孕期的女性来说，体脂肪是一个很重要的指标。备孕女性体脂肪含量在 20%~30% 较为健康。体脂肪含量过低或过高均可能导致月经不调，从而导致不孕。

体脂肪的超标不仅会增加不孕的风险，还会增加孕期患多种疾病的风险。对于体脂肪含量正常的女性来说，脂肪在整个孕期的增量为 3~4 千克最佳。孕期体脂肪增加过多会增加患妊娠期糖尿病等疾病的风险，妊娠期糖尿病又会增加日后患 2 型糖尿病的风险。孕期体脂肪增加过少也会不利于胎儿的生长发育。乳汁是新生儿生长发育所需要的热量与营养素的重要来源，母体的体脂肪过少会影响乳汁的分泌，从而影响新生儿的生长发育。母体的体脂肪含量与新生儿的大小无明显关系，胖妈妈所生的宝宝不一定就是胖宝宝。

去脂体重

母体的去脂体重与新生儿体重是有密切关系的，去脂体重较高的妈妈所生产的新生儿体重也较重，这会增加难产的概率。

细胞内、外液与总体水

孕妈妈在孕期容易发生水肿，细胞外液与总体水的比值可以用来判断孕妈妈孕期的水肿情况。

矿物质

孕妈妈在怀孕期间容易缺乏钙等矿物质。钙等矿物质的缺乏可能导致母体骨质疏松，也可能影响胎儿牙齿和骨骼的生长发育。通过检测孕妈妈体内矿物质含量，可以判断孕妈妈体内矿物质水平。

网络热搜问答

孕期发生小腿抽筋怎么办?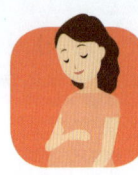

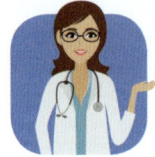
产科主任医师

避免穿高跟鞋以减少腿部肌肉的紧张度。多摄入一些含钙量高和维生素丰富的食物。进行适量的户外活动,多接受日光照射。

腹股沟疼痛怎么办?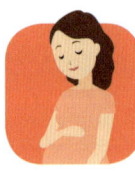

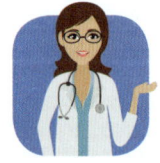
产科主任医师

疼痛时改变姿势可以缓解症状。另外,孕妈妈平常要注意多休息,避免过度劳累,同时也要注意营养均衡,如此能够缓解疼痛。

脐带绕颈会不会勒坏宝宝?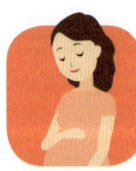

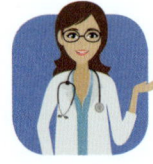
产科主任医师

胎儿脐带绕颈的发生率为20%~25%,如果脐带绕颈松弛、对脐带血循环没有造成影响,是不会给胎儿带来危害的。在生产过程中,胎头下降会使脐带绕颈过紧,脐带血管受压,胎儿颈动脉受压。胎心监护可以间接反映宝宝是否缺氧,能否耐受顺产,也存在胎儿脐带绕颈2圈或3圈,但是分娩过程仍然很顺利的情况。如果发现胎儿有脐带绕颈的情况,要经常做胎心监护以观察胎儿状态。

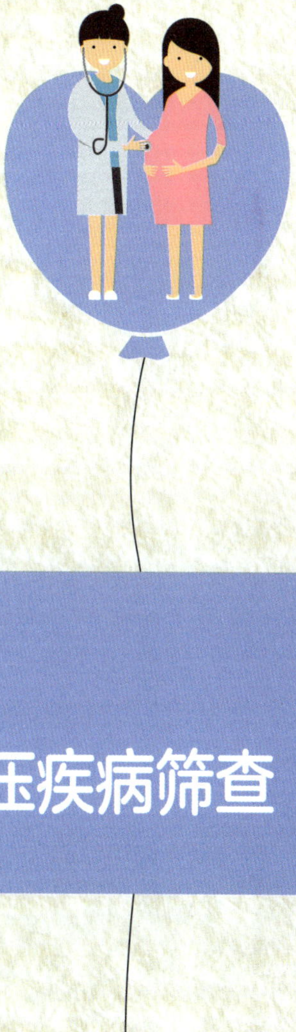

第 5 次产检
孕 29~32 周　妊娠期高血压疾病筛查

第5次产检项目

产检前的准备

第5次产检 孕29~32周

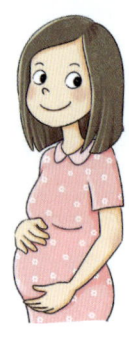

 舒适易脱的衣物和鞋子

 母子健康档案

 孕期保健手册

 运动饮食情况记录本

 产检化验及检查结果

重点项目

妊娠期高血压疾病筛查

基本检查项目

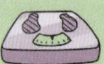
体重检查

血压检查

尿常规检查

血常规检查

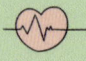
多普勒胎心仪听胎心音

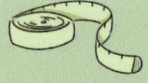
测量宫高、腹围

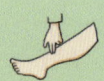
水肿检查

检查胎位

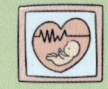
胎心监护

妊娠期高血压疾病筛查

妊娠期高血压疾病,在全球发病率为 2%～8%,作为孕期常见病,是产科医生关注的重点。在怀孕 20 周以后,尤其是怀孕 32 周以后是妊娠期高血压疾病的多发期。

从建档开始,每次孕检都要测量血压,尤其是针对有高血压、糖尿病、肾病的孕妈妈及超重(肥胖)、年龄超过 35 岁(包含 35 岁)的初产妇。

妊娠期高血压疾病会给孕妈妈带来很多麻烦,诱发多种疾病和危险,增加异常妊娠的风险,比如容易造成胎盘早期剥离、子痫、凝血功能障碍、脑出血、心力衰竭、肾衰竭及产后血液循环障碍等。

妊娠期高血压疾病也会给胎宝宝带来不利的影响,比如容易出现早产、新生儿窒息,以及其他新生儿疾病。

妊娠期高血压疾病的分类及诊断标准

妊娠前诊断或妊娠 20 周前发现的高血压

分类	诊断标准
慢性高血压 (原发性和继发性)	妊娠前诊断或妊娠 20 周前(< 20 周)确诊的高血压,通常于孕早期首次建档就诊时诊断。 慢性高血压大部分为原发性高血压,患者一般有高血压家族史、超重或肥胖。 建议妊娠期慢性高血压患者一经诊断,应立刻进行血常规、凝血功能、肝肾功能、尿蛋白、尿蛋白/肌酐比、肾脏超声检查(如果尿蛋白呈阳性),以此作为慢性高血压严重程度的评估依据。 研究表明,约有 25% 患有慢性高血压的女性将发展为子痫前期,在肾病的患者中,其子痫前期发生率更高。
白大衣性高血压	诊室血压升高(≥ 140/90 毫米汞柱),但在家中自测血压正常(< 135/85 毫米汞柱)。
隐匿性高血压	隐匿性高血压是高血压的特殊类型,临床上难以识别。其特征是在诊室测量血压正常,但家庭自测血压提示平均血压升高,24 小时动态血压监测或家庭血压监测可以明确诊断。 妊娠早期具有慢性肾病、左心室肥厚或视网膜病变等高血压靶器官受损征兆,但血压无明显升高时,应寻求隐匿性高血压的诊断。

妊娠 20 周后发生的高血压

分类	诊断标准
一过性妊娠期高血压	妊娠中晚期新发的高血压，无须任何治疗即可缓解。 一过性妊娠期高血压通常在诊室检查时发现，但随后重复测量血压正常。 研究发现，约有 20% 的一过性高血压会发展为妊娠期高血压，另有约 20% 会发展为子痫前期。因此，孕期应加强一过性高血压妈妈的随访与监测。
妊娠期高血压	妊娠 20 周后（≥ 20 周）血压升高，但不伴有蛋白尿、脏器功能损害和胎儿生长受限，一般预后较好。 研究显示，约 25% 的妊娠期高血压将发展为子痫。 孕周越早的妊娠期高血压发展为子痫前期的比例越高。 目前并没有可靠的预测方法可以准确预测哪些妊娠期高血压将发展为子痫前期。 已有多个研究表明，妊娠期高血压与子痫前期一样，具有远期心血管代谢疾病的风险。因此，对妊娠期有高血压的孕妇应加强产后随访及管理。
子痫前期（新发或在慢性高血压基础上演进而来）	子痫前期诊断标准： （1）血压：孕前血压正常，孕 20 周后出现收缩压 ≥ 140 毫米汞柱或舒张压 ≥ 90 毫米汞柱，2 次测量血压至少间隔 4 小时；收缩压 ≥ 160 毫米汞柱或舒张压 ≥ 110 毫米汞柱（重度高血压可间隔数分钟测定，即予以诊断，以便降压药物的及时应用）。 （2）尿蛋白：24 小时尿蛋白大于 300 毫克；蛋白 / 肌酐 ≥ 0.3；尿常规蛋白 ++ 及以上（仅在其他检测方式无法进行时使用）。 （3）尿蛋白阴性情况下符合以下新发的表现 ①血小板减少：血小板计数 <100×10^9/ 升； ②肾功能不全：血清肌酐 > 97 微摩尔 / 升或高于正常上限 2 倍，排除其他肾脏疾病； ③肝功能受损：转氨酶高于正常上限 2 倍； ④肺水肿； ⑤新发头痛，普通药物治疗不能缓解，排除其他原因或视物模糊（证据等级：C 类）。

注："子痫前期"的诊断标准参考美国妇产科医师学会（ACOG）《妊娠期高血压和子痫前期指南》（2019 版），其他类型高血压疾病诊断标准参考 2018 版《妊娠期高血压疾病：ISSHP 分类、诊断和管理指南》。

哪些孕妈妈容易患妊娠期高血压疾病

1. 初产高龄（≥ 35 岁）
2. 多胎妊娠
3. 子痫前期病史
4. 慢性高血压
5. 孕前糖尿病、妊娠期糖尿病
6. 易栓症
7. 系统性红斑狼疮（SLE）
8. 肥胖：孕前 BMI > 30
9. 抗磷脂抗体综合征
10. 肾脏疾病
11. 辅助生殖技术
12. 梗阻性睡眠呼吸暂停

血压检查

1. 每次产检
2. 测血压
3. 排除妊娠期高血压疾病

血压由收缩压和舒张压两组数字组成。

① **收缩压**：在心脏跳动时记录的读数。

② **舒张压**：在两次心跳之间"休息"时记录的读数。

准爸爸重点看

预防血压升高的好方法

* **提醒孕妈妈多注意休息**：每日作息规律、睡眠充足，保持心情愉悦，这样做能够很好地预防高血压的发生。

* **注意孕妈妈的血压和体重变化**：可每日测量血压并做记录，如有不正常情况，应及时就医。

* **给孕妈妈准备营养均衡的饮食**：不要让孕妈妈吃太咸、太油腻的食物；督促孕妈妈多吃新鲜蔬菜和水果，适量进食鱼、肉、蛋等高蛋白、高钙、高钾及低钠食物；孕期补充钙和维生素。

* **陪孕妈妈坚持体育锻炼**：孕期锻炼不可少，孕妈妈可以选择低强度的运动，比如散步、打太极拳、孕妇瑜伽等。这些运动方式可以放松心情，促进血压下降。

Tips

刚到医院不要急于测量血压

孕妈妈刚到医院就去测血压，测量结果可能会不准。最好先找一个人少，比较安静的地方休息 15 分钟左右，再去测量。

- 专家在线问诊
- 科学备孕攻略
- 孕期知识百科
- 膳食营养指南

扫码获取

✽ 正确测量血压的方法

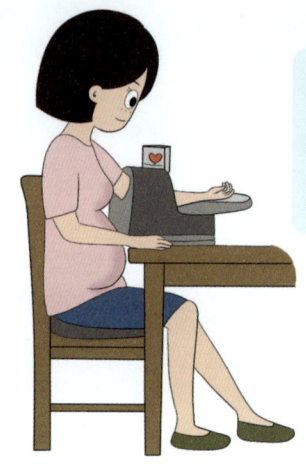

- 测压时孕妈妈保持安静,不要说话。
- 把血压计袖带气囊的中心放到肘窝偏内侧。
- 医院一般使用臂式血压计。
- 测左侧血压,露出胳膊,也可隔一层衣服来测量。研究显示,衣服厚度不超过0.5厘米,不会对测量结果造成影响。
- 取坐位,身体挺直。
- 测血压前最好排空膀胱,不要憋尿测量。
- 袖带与心脏同一水平线。

✽ 检测基线血压很重要

有些孕妈妈在妊娠12周首次测量的血压值正常,就认为自己不会有潜在的慢性高血压,这样的认知是错误的。因为血压在妊娠早期会出现下降,所以,为了排除潜在的慢性高血压,需要记录妊娠前或妊娠早期的血压值,这才是孕妈妈的血压基线。

✽ 孕期血压的正常 VS 异常

正常血压	异常血压
健康年轻女性的平均血压范围是100/70～120/80毫米汞柱	妊娠期间的高血压定义为收缩压≥140毫米汞柱和(或)舒张压≥90毫米汞柱。 **重度血压升高**为收缩压≥160毫米汞柱和(或)舒张压≥110毫米汞柱,需在15分钟内重复测量验证。 **轻度血压升高**应在4～6小时内重复测量。

注:国际妊娠期高血压研究学会(ISSHP)建议使用电子血压计进行血压测量,测量时需选择大小适中的袖口。

妊娠期高血压疾病患者孕育须知

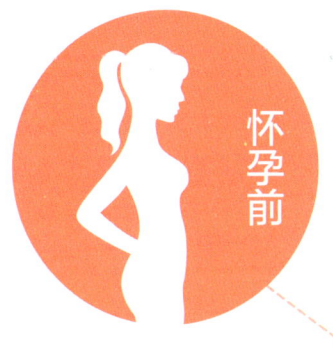

有高血压家族史、超重或肥胖、高龄初产（≥35岁）的备孕妈妈，需要提前做好预防措施。

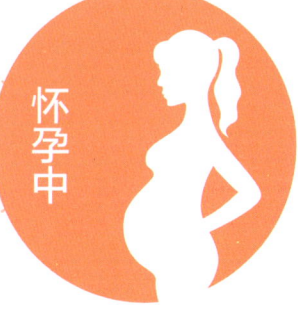

无论何种类型的妊娠期高血压疾病患者，当血压≥160/110毫米汞柱时，需紧急处理并密切监护。

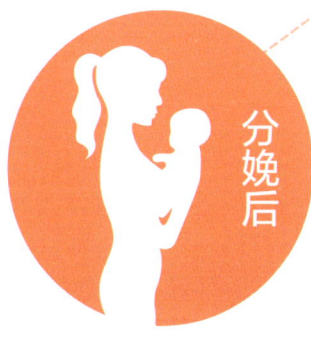

国际妊娠期高血压研究学会指出：所有妊娠期高血压疾病患者，产后3个月应进行血压、尿常规检查及其他实验室检查，产后12个月内应恢复到孕前体重，并通过健康的生活方式进行体重管理；所有妊娠期高血压疾病患者均应终身随访，每年进行1次健康体检。

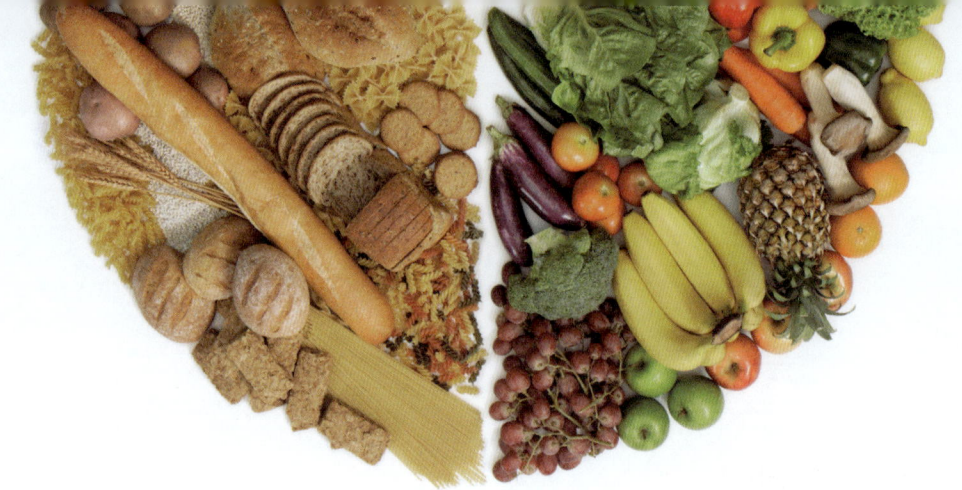

妊娠期高血压疾病患者的饮食

✱ 坚持低盐饮食，每天食盐的摄入量不超过 5 克

建议孕妈妈每天食盐的摄入量要低于 5 克，烹饪时除了少放盐，还要注意少放酱油、蚝油、味精、鸡精等含盐量高的调味品；少吃腌菜、腌制肉食等含盐量较高的食物。

减少烹饪用盐的具体操作方式有以下几点。

1. 最后放盐：这样盐分散于菜肴表面还没来得及渗入内部，吃上去口感不错，还能避免多放盐。

2. 适当加醋：酸味可以强化咸味，哪怕盐放得很少，也能让咸味突出。醋还能促进消化、刺激食欲，减少食材中维生素的损失。柠檬、柚子、橘子、番茄等酸味食物也可以增加菜肴味道。

3. 利用油香味增强味道：葱、姜、蒜等经食用油爆香后产生的油香味，能增加食物的口感。

4. 不喝汤底：汤类、煮炖的食物，盐等调味料往往沉到汤底，因此汤底最好不喝，以免盐摄入过多。

5. 利用芝麻酱、核桃泥调味：芝麻酱、核桃泥味道鲜香，是很好的调味料。做凉菜、凉面的时候，加些芝麻酱或者核桃泥，即使放得盐很少，饭菜的味道也会很可口。

6. 选择应季食材：每一种食物都有自己的味道，选择时令菜、新鲜菜，可以充分享受菜品本身的味道，即便做得清淡些也很好吃。

7. 凉菜要即食即拌：制作凉拌菜时，不要过早拌，最好现吃现拌，这样盐分主要是在菜的表面和调味汁中，还来不及渗入内部。

8. 选择低钠盐：低钠盐减少了钠的含量、增加了钾的含量，但咸味不减，所以吃进同样多的盐却减少了钠的摄入，尤其适合患有妊娠期高血压疾病、血脂异常的孕妈妈。

✳ 揪出隐形盐

除了烹饪中放入的盐,很多食物中也潜藏着盐,要少吃这些食物,或者吃了这些食物就要减少烹调用盐,以免一天的盐分摄入量超标。

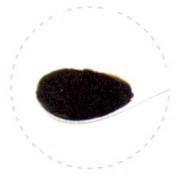

10 毫升酱油

约含盐 1.6~1.7 克
约占全天盐摄入总量的 33%

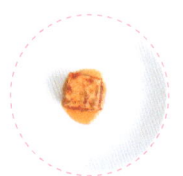

一块 20 克的腐乳

约含盐 1.5 克
约占全天盐摄入总量的 30%

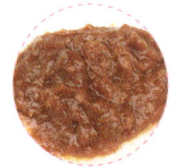

10 克豆瓣酱

约含盐 1.5 克
约占全天盐摄入总量的 30%

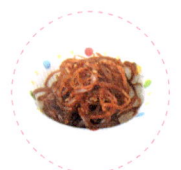

15 克榨菜、酱大头菜、冬菜

约含盐 1.6 克
约占全天盐摄入总量的 32%

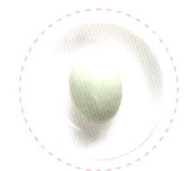

一个咸鸭蛋(约 50 克)

约含盐 3.6 克
约占全天盐摄入总量的 72%

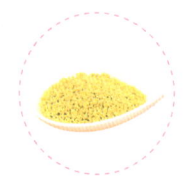

一勺鸡精(约 5 克)

约含盐 2.5 克
约占全天盐摄入总量的 50%

✳ 别忽视挂面和甜品中的盐

特别值得注意的是,面条(各种拉面、挂面、切面等)的含盐量也不少,因此吃面条时尽量不喝面条汤。此外,一些甜品中不仅糖的含量高,盐的含量也很高。

龙须面

精制龙须面含钠量高达
292.8 毫克/100 克
折合成盐是 7.3 克

普通挂面

普通挂面含钠量高达
150 毫克/100 克
折合成盐是 3.7 克

**夹心饼干 果冻
奶酪 奶油蛋糕 冰激凌**

这些食物在制作过程中加入了含钠的发酵粉和添加剂,折合成盐的含量也不低,也要注意

✤ 控制体重增长

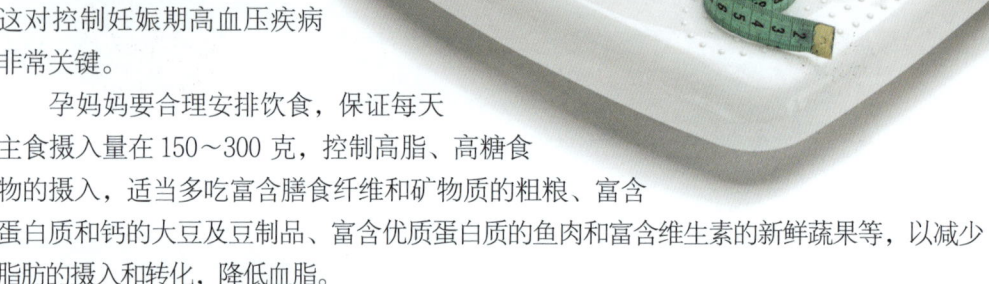

肥胖是妊娠期高血压疾病的一大诱因,已患有妊娠期高血压疾病的孕妈妈更要防止体重增加过多,这对控制妊娠期高血压疾病非常关键。

孕妈妈要合理安排饮食,保证每天主食摄入量在150~300克,控制高脂、高糖食物的摄入,适当多吃富含膳食纤维和矿物质的粗粮、富含蛋白质和钙的大豆及豆制品、富含优质蛋白质的鱼肉和富含维生素的新鲜蔬果等,以减少脂肪的摄入和转化,降低血脂。

✤ 饱和脂肪酸摄入越少越好

饱和脂肪酸不利于血压控制,摄入越少越好,而不饱和脂肪酸有利于降血脂、降血压,可以适当增加摄入量。

饱和脂肪酸含量较高的食物有肥肉、牛油、羊油、奶油等。不饱和脂肪酸含量较高的食物有植物油、坚果、鱼类脂肪等。烹调用油宜避免使用动物油,应用植物油,且每日用量应控制在25克左右。

✤ 多进食富含钾、钙、膳食纤维的蔬果

新鲜蔬菜中富含维生素、钾、镁、锌、膳食纤维等,能帮助孕妈妈降血压,孕妈妈每天摄入绿色蔬菜应不少于400克,种类应在5种左右;水果每天200~350克。

膳食纤维和钾可帮助排出体内多余的钠,改善高血压;钙有助于保持血压稳定。

产科医生重点提示

适量补充奶制品,保证钙的吸收

钙摄入充分时,可增加尿钠排泄,减轻钠对血压的不利影响,有利于降低血压;钙还可以降低细胞膜通透性,促进血管平滑肌松弛,对抗高钠所致的尿钾排泄增加,起到保钾作用。

牛奶及奶制品含有丰富且容易吸收的钙质,是补钙的优质食物,孕妈妈可以每天保证一定量奶制品的摄入。

建议左侧卧睡姿

对大多数孕妈妈来说，到孕中晚期的时候最好采用左侧卧的睡姿，因为子宫不断增大，甚至占据了整个腹腔，会压迫邻近的组织器官，左侧卧可避免子宫压到血管，有利于避免妊娠期高血压疾病的发生，同时还能维持子宫正常的血流量，避免胎宝宝宫内缺氧。

仰卧睡可能使血管受到压迫，影响子宫供血及胎宝宝的营养供应，还可能影响肾脏的血液供应，血流减慢会使尿量也减少，孕妈妈身体内的钠盐和新陈代谢产生的有毒物质不能及时排出而出现血压升高、下肢水肿现象。

不仅如此，在孕晚期子宫呈右旋转，左侧卧睡姿可改善子宫的右旋转程度，减轻子宫血管张力，增加胎盘血流量，避免胎宝宝出现宫内缺氧的情况，有利于胎儿的生长发育。

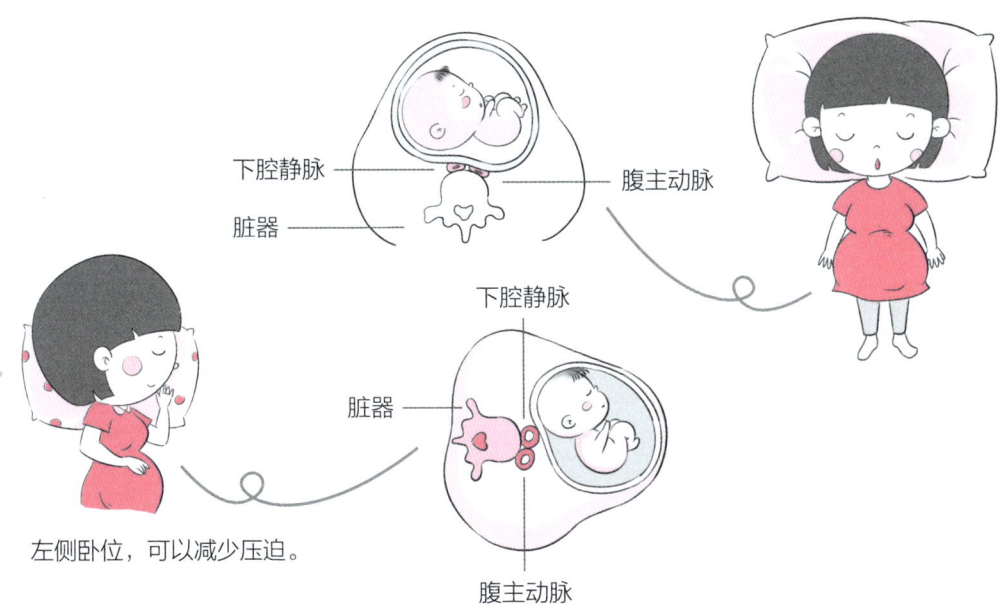

左侧卧位，可以减少压迫。

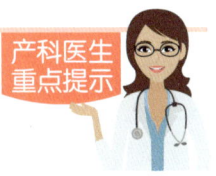

左侧卧也应灵活对待

虽然左侧卧位有诸多好处，但是不要求孕妈妈整夜都保持左侧卧位，能让自己感到舒服的睡眠姿势就是最好的。

孕期水肿检查

孕期检查中,医生会检查孕妈妈的水肿情况,因为孕期水肿可能是身体的报警信号。

孕期水肿的分类

生理性水肿:孕中、晚期出现,一般在小腿和脚部。

病理性水肿:不限时期,首先出现在眼部、腰部或四肢。

什么原因会导致孕期水肿

原因一:孕期子宫增大,可能会压迫到下腔静脉,使静脉血液回流受阻,下肢出现水肿。

原因二:由于胎盘分泌的激素及肾上腺分泌的醛固酮增多,造成体内钠和水分潴留,从而导致孕妈妈的下肢出现水肿。

"指压法"自查水肿

指压法是医生常用的水肿检查方法,孕妈妈在家也可以用指压法来自查水肿情况。

具体操作方法:用手指按压腿部,若指压时出现明显凹陷,恢复缓慢,就表示有水肿情况。

Tips

水肿严重应及时就医

遇到水肿严重的时候,孕妈妈最好及时到医院就医。因为孕期水肿不可忽视,极有可能是妊娠期高血压疾病引起的。这种水肿即使卧床休息也无法消退。

到了医院,医生会通过以下方法进行检查:24小时尿蛋白定量、血常规、血沉、血浆白蛋白、血尿素氮、肌酐、肝功能、眼底检查、肾脏B超、心电图、心功能测定。

具体需要做哪项检查,医生会根据孕妈妈的身体情况来选择,孕妈妈不用过多担心。

预防和减轻水肿的方法

1. 睡眠要充足,良好的睡眠可以使身体机能正常运转。
2. 避免摄入过多的盐,造成水钠潴留。
3. 适量吃些利尿消肿的食物(芹菜、茄子、西瓜等),避免食用易胀气、不易消化的食物。
4. 及时补充水分,不要让身体过度缺水。
5. 保持适量的运动,改善下肢静脉循环。
6. 睡觉时,可以垫高双脚。
7. 穿宽松的鞋子。

先兆子痫是非常严重的妊娠期高血压疾病

先兆子痫很危险，出现下列情况必须即刻住院

先兆子痫是以高血压和蛋白尿为主要临床表现的一种严重的妊娠期高血压并发症。

孕20周后，在常规检查中发现蛋白尿、血压高、体重异常增加且脚踝部开始水肿，休息后水肿也没有消退等情况，同时在这些妊娠期高血压疾病症状的基础上伴有头晕、头痛、眼花、胸闷、恶心甚至呕吐，以及随时都有可能出现的抽搐，这就是先兆子痫。

孕妈妈发现有先兆子痫症状应立即去医院，进行血液、肝肾功能、尿液、眼底、心电图、胎心监护及其他检查，立即采取相应的治疗措施，以防止先兆子痫发展为重度子痫。

孕妈妈这样做，帮助预防先兆子痫

1. 营养合理。孕妈妈饮食宜清淡，忌高盐，多吃一些高蛋白、低脂肪且能益气补肾、利尿的食物，如鲫鱼、甲鱼、鲤鱼、黄瓜、红豆、冬瓜等。

2. 劳逸结合。孕妈妈要保证充足的睡眠，保持情绪稳定，不可因工作或家务而过度劳累。睡觉时宜采用左侧卧位，这样对肾和子宫的血液循环有利。

3. 每天适量运动。国际妊娠期高血压疾病研究学会指出：孕期运动和体重管理可以减少妊娠期高血压的发生。每周3次、每次50分钟的有氧运动可以有效降低妊娠期高血压疾病、子痫前期和巨大儿的发生，同时也能减少孕期增重。

> **Tips**
>
> 孕妈妈若存在以下情况，需要格外注意产检：①直系家属中有子痫病史；②孕妈妈属于高龄产妇；③孕妈妈患有心血管病、肾病、自身免疫性疾病；④羊水过多、双胞胎；⑤孕妈妈曾患先兆子痫。

网络热搜问答

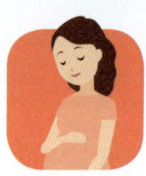

怀头胎的时候没有得过先兆子痫，怀二胎时每次产检都正常，为什么马上要生产了却查出这个病？

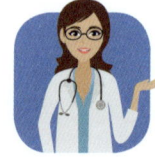

产科主任医师

千万不要认为第一胎和第二胎没差别。事实上，孕期可能会出现各种意想不到的情况。越是到临产了，就越要提高警惕，密切观察自己身体是否有异常变化。

特别需要警惕先兆子痫。先兆子痫可能出现的症状有脸部水肿、眼周水肿、双手肿胀，或者突然出现双脚或踝部明显肿胀。

一定要认真对待每一次产检，不要觉得要生了，就什么都无所谓了。事实上，先兆子痫极有可能突然发生在两次产检之间。

一旦出现先兆子痫，需要马上到医院就诊，不得延误。

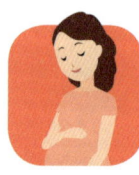

产检查出妊娠期高血压疾病，那我该怎么调养啊？

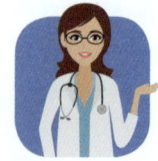

产科主任医师

睡觉时，孕妈妈尽量采取左侧位，这样能减轻子宫对腹主动脉、下腔静脉的压力，增加子宫和胎盘的供血量。孕妈妈要注意营养均衡，可在医生的指导下补充多种维生素、钙剂、铁剂等；控制钠盐的摄入量，每天食盐摄入量控制在3~5克；多吃高蛋白、低碳水化合物、低脂肪的食物。

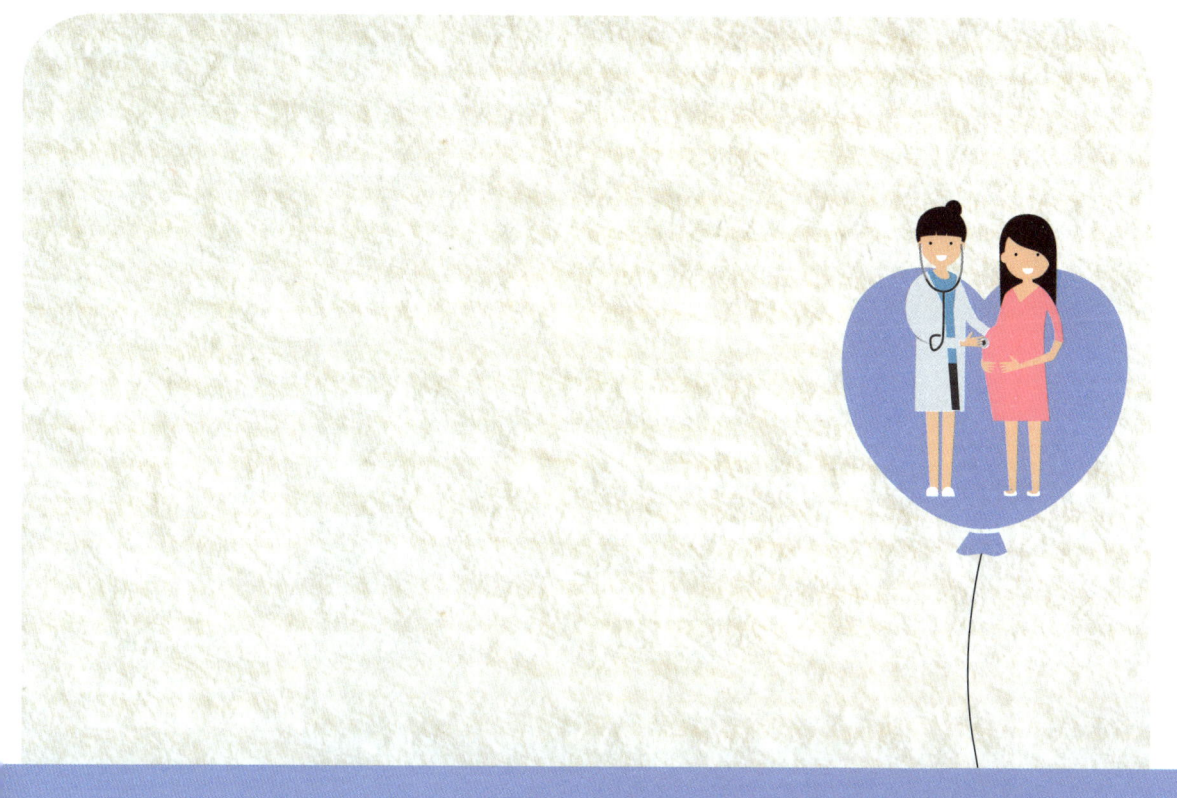

第 6 次产检
孕 33～34 周　B 超评估胎儿体重

第6次产检项目

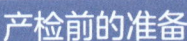产检前的准备

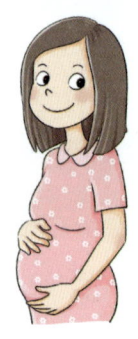

第6次产检
孕33~34周

 舒适易脱的衣物和鞋子

 母子健康档案

 孕期保健手册

 运动饮食情况记录本

 产检化验及检查结果

重点项目

B超

胎心监护

基本检查项目

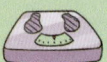
体重检查

血压检查

尿常规检查

血常规检查

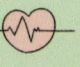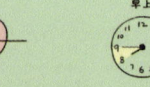
多普勒胎心仪听胎心音　数胎动

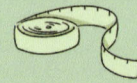
测量宫高、腹围

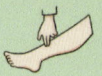
水肿检查

检查胎位

B超检查

孕33周左右，要重点做一次B超检查。主要是通过B超检测胎儿生长发育情况。比如观察胎儿大小、羊水多少、胎盘功能，以及胎儿有没有出现脐带绕颈等。如果有羊水过少、胎儿发育迟缓现象，需结合临床考虑是否继续妊娠。此外，胎宝宝的胎位也是能否顺利分娩的重要指标。

以筛查胎儿结构异常为目的的超声检查，在整个孕期需要做三次，其中包括孕$11\sim13^{+6}$周、孕18~24周、孕30~34周。

以筛查胎儿结构异常为目的的超声检查时间

孕11~13^{+6}周	孕18~24周	孕30~34周
测量NT值，结合孕妇年龄和实验室检查，评估胎儿染色体异常的风险	主要对卫生健康委员会（原卫计委）规定的六大类致死性畸形进行筛查，包括无脑儿、严重脑膨出、严重开放性脊柱裂、严重胸腹壁缺损内脏外翻、单腔心、致死性软骨发育不良，同时对胎儿主要解剖结构进行系统观察	主要用于晚发畸形的筛查，如脑积水、小头畸形等

注：上述内容参考《产前超声检查指南》2012版。

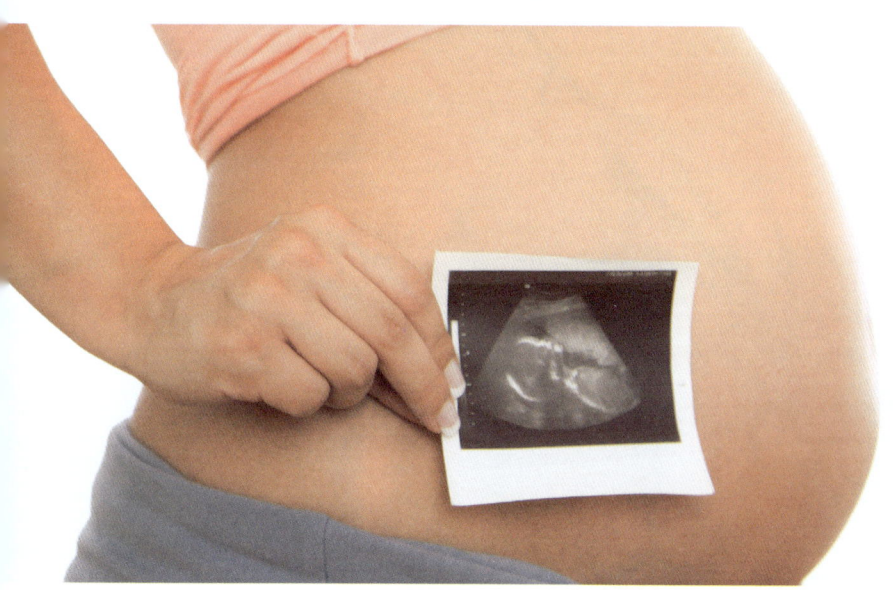

扫码获取
- 专家在线问诊
- 科学备孕攻略
- 孕期知识百科
- 膳食营养指南

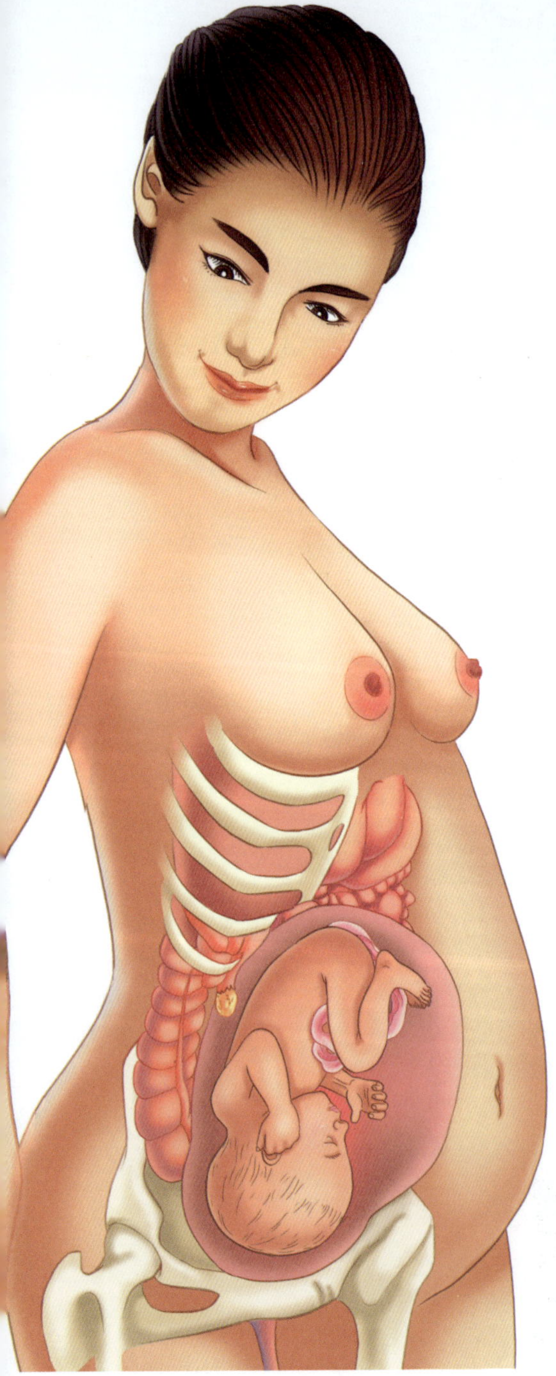

胎位的那些事儿

✱ 胎儿的姿势

孕晚期,胎宝宝在子宫里形成的特定姿势,称为胎儿姿势。

为了适应生长发育和宫腔的有限空间,胎宝宝的身体弯曲成了与宫腔形状大致相似的椭圆形。由左图可见,胎宝宝一般在宫腔内整个身体呈弯曲状,胎背向后突出,头部深度屈曲,下巴贴近前胸,大腿屈曲至腹部,膝部屈曲使足弓位于大腿前方。

头部向下的胎儿,上肢交叉或平行置于胸前。脐带位于上、下肢之间的空隙内。

✱ 胎产式不对,会影响顺产

胎体纵轴与母体纵轴的关系称为胎产式。两纵轴平行的为纵产式,占妊娠足月分娩总数的 99.75%;两纵轴垂直者为横产式,占足月分娩总数的 0.25%;两纵轴交叉的为斜产式,斜产式属于暂时的,在分娩过程中多会转为纵产式,偶尔转成横产式。

Tips

胎儿姿势与分娩方式相关

胎儿姿势关系到能否正常分娩,若姿势异常,也会引发一些产科的并发症。

大家知道，女性的产道是一个纵行的管道。纵产式，即头先露或臀先露出时，胎体纵轴与骨盆纵轴相一致，容易通过产道。

头先露时，胎头先通过产道，较臀先露容易娩出。其中枕前位更利于完成分娩机转，易于分娩，其他胎方位会不同程度增加分娩困难。

臀先露时，胎臀先娩出，较胎头周径小且软，产道不能充分扩张，胎头后娩出时无变形机会，因此胎头娩出较臀部困难。未足月时，胎头相对于胎臀更大，故臀先露分娩更加困难。

如果出现了横产式，即肩先露时，胎体纵轴与骨盆轴垂直，足月活胎不能通过产道，对母儿威胁极大。

✱ 最佳顺产胎位

胎宝宝在子宫内最好的位置是枕前位，即背朝前、胸向后，与妈妈面对面，手脚屈曲交叉于胸腹前。

枕前位又分左枕前、右枕前、正枕前，左枕前是分娩中最多见的胎位，其次是右枕前。枕前位分娩时头部最先伸入骨盆，是最好顺产的胎位，其实就是"趴着生"，胎儿处于枕前位状态时，才能自行完成胎头下降、俯屈、内旋转等动作，顺利娩出。

✱ 常见胎位

正常的胎位：枕前位

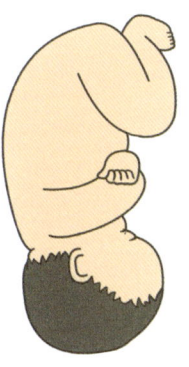

枕前位属于正胎位。

胎位不正：头先露

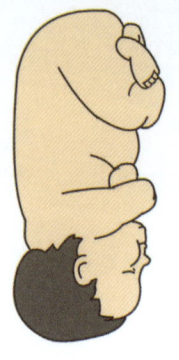
前囟先露

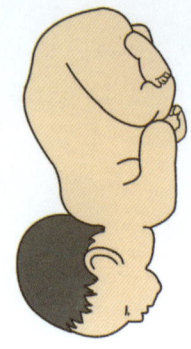
额先露

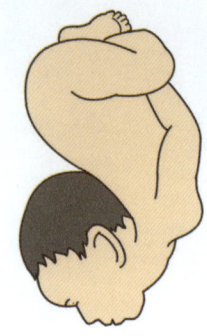
面先露

胎位不正：臀先露

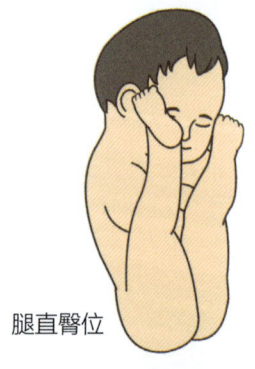
腿直臀位

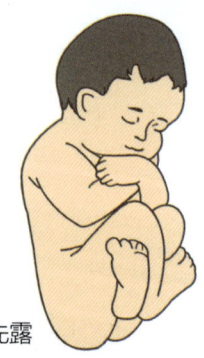
混合臀先露

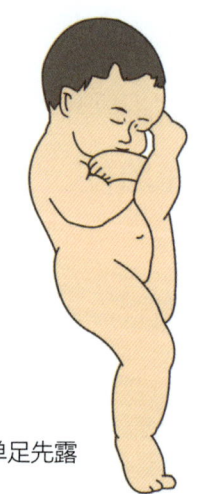
单足先露

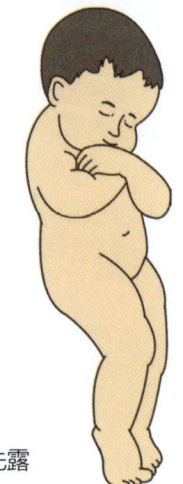
双足先露

> **Tips**
>
> **臀位出生的宝宝比例特别少**
>
> 怀孕28周前，胎宝宝的身体还很小，羊水也绰绰有余，所以胎宝宝可以在子宫中不停地自由活动。随着分娩日期的临近，大多数胎宝宝都会做出头朝下的姿势，而最后以臀位姿势出生的宝宝占比很小。

✲ 胎位固定时间

孕 8 月（孕 32 周）以后，胎宝宝增长速度加快，在子宫内的活动空间越来越小，这时候胎位相对固定，且胎宝宝自行纠正的机会变小。胎位不正会直接影响正常分娩，所以孕妈妈要及时纠正。孕妈妈可通过适当运动、按摩等方法来纠正胎位，同时也不排除胎宝宝通过不断旋转而自己纠正的情况。

要想纠正胎位，需把握最佳时机

胎位不正与妊娠周数也有很大的关系，纠正胎位不正的最佳时机可参考下表。

纠正胎位的时间

妊娠周数	胎位不正
孕 28 周之前	只需加强观察，这个时期胎儿个体小、活动空间较大，胎位不固定
孕 30～32 周	孕妈妈纠正胎位的最佳时机
孕 32 周以后	胎位基本固定

臀位胎儿不能顺产，孕妈妈可以试试下面的方法纠正胎位。

膝胸卧式

孕妈妈需排空膀胱，松解裤带，保持胸膝卧位的姿势，每日 2～3 次，每次 15～20 分钟，连做一周。这种姿势可使胎臀退出骨盆，借助胎宝宝的重心改变，自然完成头先露的转位，成功率在 70% 以上。

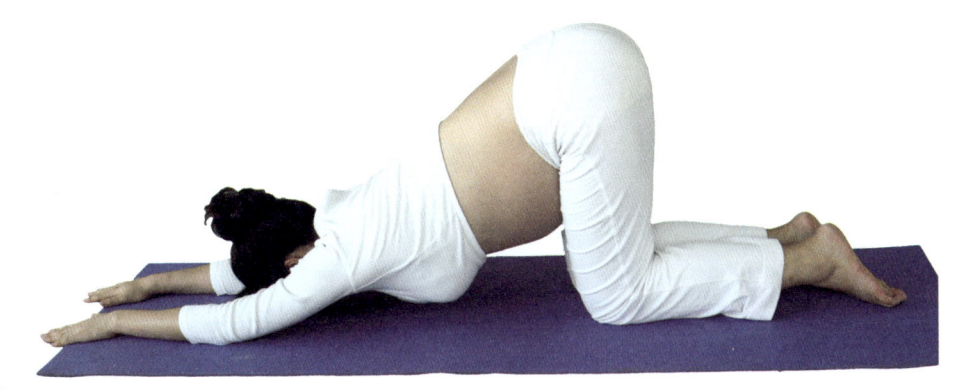

仰卧位操

取仰卧位，臀部抬高约 10 厘米，臀部下方用靠垫等软物品垫好。睡前做 10 分钟左右。

侧卧位操

孕妈妈在休息时，应采取侧卧、上面的脚向后的姿势，膝盖轻轻弯曲。睡觉时也可以采取这种姿势，不仅能纠正胎位，还能放松身体。

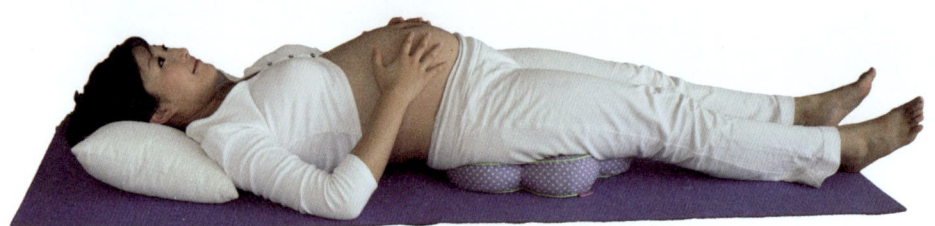

产科医生重点提示

胎位不正也可艾灸至阴穴

至阴穴属于足太阳膀胱经，位于足小趾外侧趾甲角旁 0.1 寸。每日用艾灸条温和灸 1 次，每次 15～20 分钟，5 次为 1 个疗程，以孕妈妈感觉温热但不灼痛为度，能帮助矫正胎位。

孕晚期的胎儿监护

孕晚期的胎儿监护，除了要定期常规产检外，还要通过进行胎动计数和胎心监护来了解胎儿的发育、生存状态。

胎动计数

胎动，就是胎宝宝在孕妈妈子宫里的活动，这是评估胎宝宝安危的重要指标。

胎儿的四种运动形式

运动种类	运动特点	孕妈妈的反应
单纯运动	纯粹是某一肢体的运动	大多数孕妈妈能够感觉到
翻滚运动	胎宝宝的全身性运动	孕妈妈可明显感觉到
高频运动	胎儿胸部或腹部的突然运动，类似于新生儿打嗝	孕妈妈可以感觉到胎宝宝在有规律地动，多在孕晚期可以感觉到
呼吸样运动	胎儿胸壁、膈肌类似呼吸的运动	孕妈妈察觉不到此类胎动

✻ 胎动计数的方法

孕 28 周之后，准爸爸要提醒孕妈妈每天数胎动。

方法如下： 胎宝宝连续运动结束后为 1 次，停止后再动也算 1 次，只要感到了胎动就算 1 次。

可以在早晨、中午、晚上选择固定的时间分别数胎动 1 个小时，然后把这 3 次胎动的次数加在一起，再乘以 4 就是胎宝宝 12 小时的胎动数。

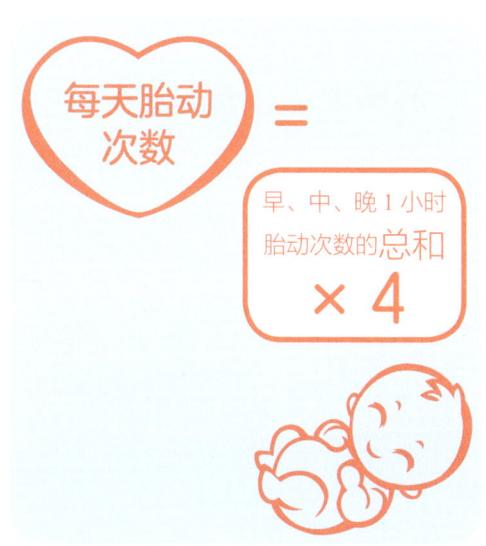

每天胎动次数 = 早、中、晚 1 小时胎动次数的**总和** × 4

✳ 什么样的胎动才正常？

12个小时内,胎动次数多于30次为正常胎动。

12个小时内,胎动次数少于10次或者1小时内少于3次为异常胎动。

您的胎动正常吗

正常胎动	异常胎动
> 30次/12小时	< 10次/12小时
	< 3次/小时

✳ 胎宝宝的生物钟

很多孕妈妈担忧,胎宝宝怎么总也不动呢?其实,胎宝宝活动也是有规律的,他也有自己的生物钟。

胎宝宝的"生物钟"

早晨	中午以后	晚上
活动少	活动量逐渐增加	最为活跃

一般情况下,在孕18~20周就能感到胎动,不过有的孕妈妈在孕16周时,就已经感受到胎动了,之后次数会越来越多,孕32~34周是胎动最频繁的时期,直到临产前两周才有所减少。

✳ 胎动少了,宝宝会不会有危险

影响胎动的因素

胎动减少的因素	胎动加强及增加的因素
胎儿缺氧,缺氧早期会胎动过频,缺氧晚期胎动则会减弱及减少。	强光
孕妈妈饥饿、吸烟(包括被动吸烟)等	碰击
胎儿神经系统发育异常或功能异常	声音刺激
	推动胎儿

注:孕妈妈的性格、敏感程度、工作性质、羊水量、腹壁厚度、胎盘位置、药物等原因也会影响胎动计数。

胎动和胎宝宝的状态

类型	状态
正常胎动	胎宝宝很健康。
胎动减少	缺氧。 胎动消失 12 小时，胎宝宝可能有生命危险，所以若感到胎动消失，请立即到医院就诊。 若感到胎动减少但没有彻底消失，请在 12 小时内赶到医院就诊。
胎动剧烈	胎动剧烈可能是脐带受到了压迫、胎盘早剥等造成胎儿缺氧。 剧烈胎动多为躁动式，没有间歇。 出现以上两种情况请立即就医。
无胎动	可能是孕周计算错误。 胎宝宝可能有生命危险。

注：一旦发现胎动异常，请立即查找原因，不得延误。

〉几种特别的胎动异常，需要特别重视

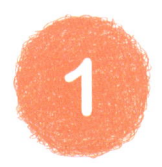

1

孕妈妈有持续性发热情况，胎动突然减少

一般来说，如果孕妈妈有轻微的发热情况，胎宝宝因有羊水的缓冲作用，并不会受到太大的影响。

值得注意的是引起孕妈妈发热的原因，如果是一般性感冒引起的发热，对胎宝宝不会有太大的影响；如果是感染性疾病或是流感，尤其是接近预产期的孕妈妈，对胎宝宝的影响就比较大。

孕妈妈的体温如果持续过高，会使胎盘、子宫的血流量减少，胎宝宝也就变得安静许多，所以，为了胎宝宝健康着想，孕妈妈需要尽快去医院就诊。

> **Tips**
> 1. 怀孕期间要注意休息，特别要避免感冒。
> 2. 有流行性疾病发生时，要避免去人多的地方。
> 3. 每天保持室内的空气流通。
> 4. 多喝水，多吃新鲜的蔬菜和水果。

2 孕妈妈受到外伤后，胎动突然加快

由于胎宝宝在孕妈妈的子宫里有羊水的保护，可减轻外力的撞击，在孕妈妈不慎受到轻微撞击时，胎宝宝不至于受到伤害。但如果孕妈妈受到严重的外力撞击，就会引起剧烈的胎动，甚至造成流产、早产等情况。此外，如果孕妈妈有头部外伤、骨折、大量出血等状况出现，也会造成胎动异常。

> **Tips**
> 1. 少去人多的地方，以免被撞到。
> 2. 坚持运动，保持身体平衡和肌肉力量可预防外伤。要减少有风险的运动。

3 孕妈妈感到胎动突然加剧，随后很快停止

这种情况多发生在孕中期以后，有妊娠期高血压疾病、严重外伤或短时间子宫内压力减少的孕妈妈较容易出现此状况。主要的不适症状有：阴道出血、腹痛、子宫收缩、休克等。

孕妈妈一旦出现上述症状，胎儿也会随之做出反应：胎儿会因为突然缺氧而出现短暂的剧烈运动，随后又很快停止，要尽早去医院检查。

> **Tips**
> 1. 有妊娠期高血压疾病的孕妈妈要定期去医院做检查，并依据医生的建议安排日常的生活起居。
> 2. 避免外力冲撞和刺激。
> 3. 保持良好的心态，放松心情，减轻精神紧张。

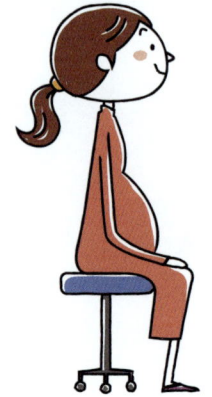
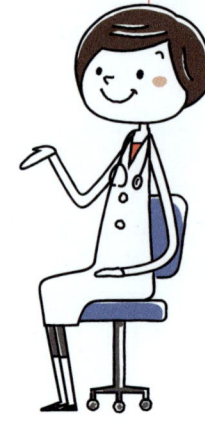

- 专家在线问诊
- 科学备孕攻略
- 孕期知识百科
- 膳食营养指南

扫码获取

胎心监护

✳ 为什么要做胎心监护

胎心监护是胎心、胎动宫缩图的简称。通过监护可以确定胎儿的发育情况和在子宫内的生存状态,有效地预防缺陷儿的出生和正常胎儿宫内死亡的情况发生。

在怀孕 34 周后,孕妈妈每次去医院产检时,都要进行胎心监护,通过动态监测胎儿 20 分钟内的活动情况,了解胎心、胎动及宫缩的状态。如果 20 分钟内胎动次数超过 3 次,每次胎动时胎心加速超过 15 次 / 分,并且没有太频繁的宫缩出现,就说明胎宝宝在子宫内非常健康。

✳ 这些孕妈妈是胎心监护的重点监测对象

所有孕妈妈在孕 34 周后每次产检都需要做胎心监护,但如果孕妈妈有以下情况之一,那么可能会增加做胎心监护的次数。

1 有糖尿病,并且在进行胰岛素治疗的孕妈妈。

2 血压高,或者有其他可能会影响孕妈妈孕期健康的疾病。

3 胎宝宝比较小,或者发育不正常。

4 胎宝宝比平时胎动少了。

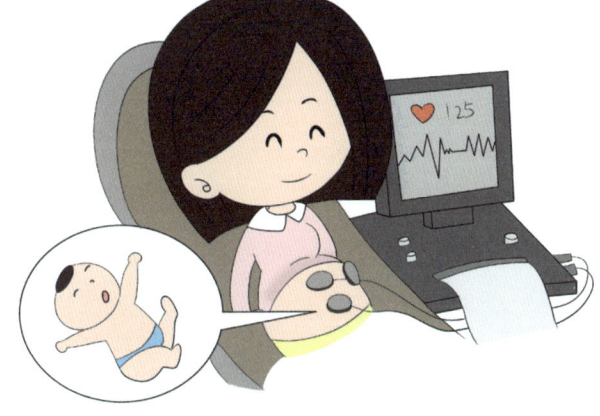

5 羊水过多或羊水过少。

6 孕妈妈做过胎儿外倒转术等来纠正胎位,或者做过羊水穿刺。做过羊水穿刺后,医生会建议做胎心监护,以确定胎宝宝状况是否良好。

7 已经过了预产期的孕妈妈。

8 曾经出现过孕晚期胎死宫内史的孕妈妈,医生可能会建议从孕 28 周就开始做胎心监护。

❋ 怎么做胎心监护

胎心监护是通过绑在孕妈妈身上的两个探头进行的,一个绑在子宫顶端,是压力感受器,其主要作用是了解有无宫缩及宫缩的强度;另一个放置在胎儿的胸部或背部,进行胎心的测量。

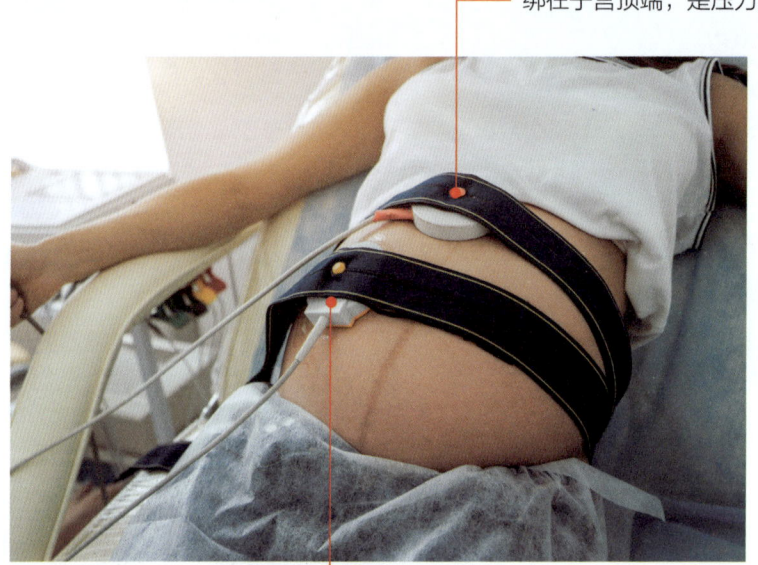

绑在子宫顶端,是压力感受器

放置在胎儿的胸部或背部,进行胎心的测量

仪器的屏幕上显示有胎心和宫缩的相应图形,孕妈妈可以清楚地看到胎宝宝的心跳。

胎心监护仪将胎宝宝每个心动周期计算出来的心跳数,依次描记在图纸上,以显示胎心基线的变化。在一定范围内,胎心基线变化表示胎心中枢自主神经调节和心脏传导功能建立,胎心有一定的储备力。

---

20 分钟的胎心监护,一定不能太急躁

产科医生重点提示

孕 34 周后,孕妈妈到医院产检的时候就要开始做胎心监护了。胎心监护每次最少 20 分钟,主要为了观察胎宝宝的状况是否正常,这时候孕妈妈一定要有耐心,不能过于着急。

检查如果发现胎宝宝的活动不明显或很少也不用着急,可能胎宝宝正处于休息状态,但也有可能是胎宝宝出现了异常情况,产检的医生会根据实际情况来进行判断,并对孕妈妈采取相应措施。在即将分娩的阶段,胎心监护也能测出孕妈妈是否处于阵痛期。

✻ 胎心过快或过慢都需要让医生及时处理

胎心过快或过慢不一定是有问题，医生会根据一段胎心监护的图纸进行判断。如果出现异常情况，医生会及时进行下一步的处理，或复查胎心，或做 B 超，或入院。

✻ 胎心图解读

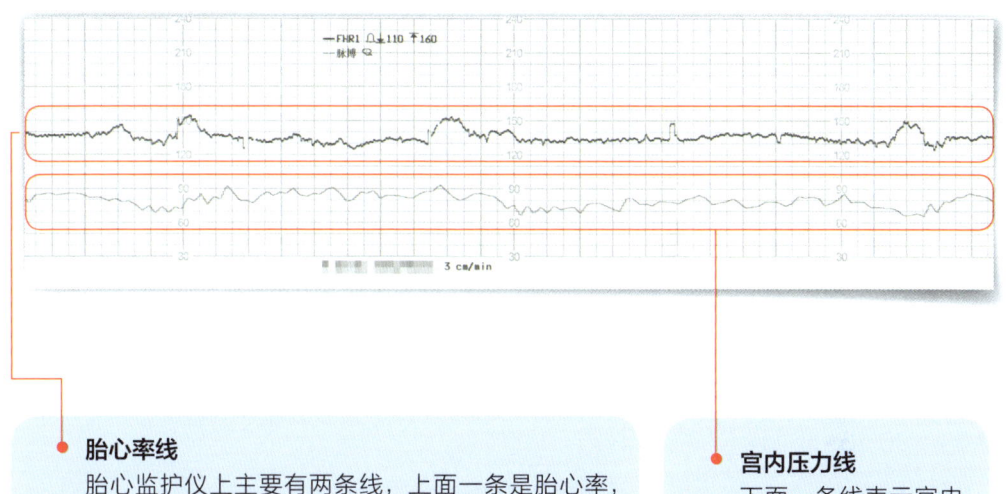

胎心率线

胎心监护仪上主要有两条线，上面一条是胎心率，正常情况下波动在 110～160 次/分，一般表现为基础心率线，多为一条波形曲线，出现胎动时心率会上升，出现一个向上突起的曲线，胎动结束后会慢慢下降。胎动计数 > 30 次/12 小时为正常，胎动计数 < 10 次/12 小时提示胎儿缺氧。

宫内压力线

下面一条线表示宫内压力，在宫缩时会增高。

产科医生重点提示

教你看懂胎心监护中的 NST

NST 就是无刺激胎心监护，它包括 NST（＋）、NST（－）、NST（±）三种情况。

NST（＋）：指反应型，表示胎儿在子宫内非常健康。

NST（－）：指无反应型，表示胎儿可能存在异常。

NST（±）：指混合型，是介于反应型和无反应型之间，需要重新监护。

> **问：在家可以做胎心监护吗？**
>
> 有的孕妈妈为了方便随时监测胎心，特意在网上购买了简易版的胎心监护仪。建议孕妈妈最好还是不要在家做胎心监护，一方面，监护可能会由于仪器的性能问题导致监护结果不精准；另一方面，如果监护结果不佳，容易引起孕妈妈的恐慌情绪，更不利于胎宝宝的正常发育。

✽ 胎心监护怎样一次就过

很多孕妈妈做胎心监护时都不是一次通过的，其实大多数时候胎宝宝并没有异常，只是睡着了而已，所以，孕妈妈在做检查前就需要把胎宝宝叫醒。

如果胎心监护结果不是令人非常满意，那么监护会持续地做下去，做40分钟或1小时也是可能的，孕妈妈不要过于焦虑。

做胎心监护时，整个过程至少需要20分钟，很多孕妈妈需要排队等待，明明排队的时候胎宝宝还动得很欢，结果真正做监护时，小家伙反而安静了。有的孕妈妈会因为没有一次通过而心烦意乱、心生埋怨，这些坏情绪胎宝宝都是可以感知的。

换种想法，胎宝宝是在跟妈妈玩游戏，多做一次胎心监护也没什么大不了的。

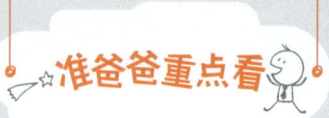

陪孕妈妈做产检，该干点啥

✽ **及时安抚焦躁的孕妈妈**

做胎心监护时，有的孕妈妈可能不会一次过关，需要重新监测，也有的胎心监护可能会做40分钟或者1小时。反复或者长时间的胎心监护会使孕妈妈或多或少产生焦躁的情绪，这时准爸爸应该对孕妈妈多一些安慰，帮助孕妈妈调整好心态，轻松做检查。

✽ **提醒孕妈妈做好准备**

孕9月，去医院检查时，有的项目是需要经阴道、肛门检查的，准爸爸可在产检当天提醒孕妈妈提前换上穿脱比较容易的衣服，这样可以使产检更为顺利。

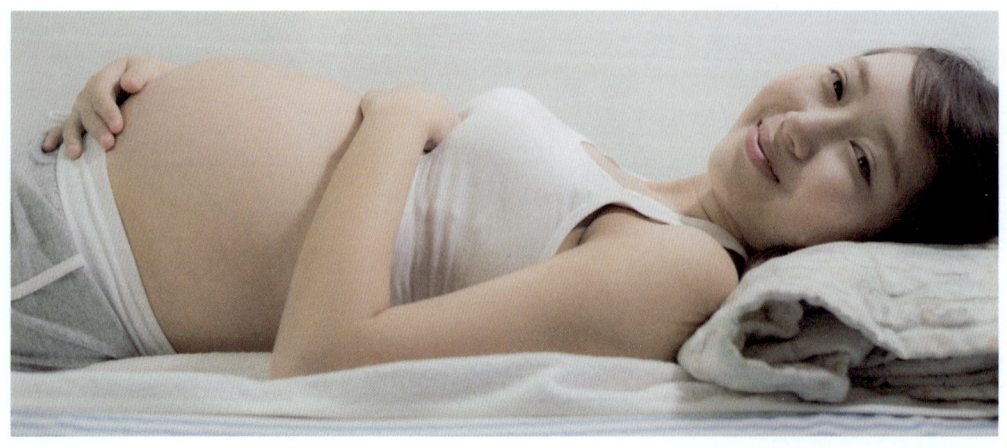

网络热搜问答

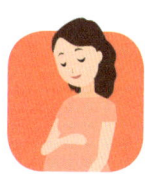

现在是孕晚期了,最近经常感到肚子鼓鼓的,胀气,这是怎么回事?

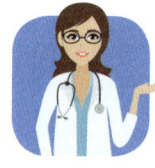

产科主任医师

孕晚期如果感到腹胀,孕妈妈可以多休息一会儿,如果休息1小时之后症状依然得不到缓解,需要去医院检查是否因为某种病症刺激子宫造成的。

另外,日常生活中的饮食习惯对胀气也有一定影响。吃饭时要做到少食多餐,饮食细嚼慢咽,避免过多气体进入体内;补充膳食纤维,多吃茭白、笋、韭菜、菠菜、芹菜、莲藕、萝卜、苹果、香蕉、猕猴桃等食物;避免食用产气食物,如豆类及其制品、油炸食物、土豆及辛辣刺激的食物等;孕妈妈如有严重的胃酸逆流现象,则应当避免进食甜食,饮食最好以清淡食物为主,可适当吃些苏打饼干、高纤饼干等食物来中和胃酸;多喝温水,充足的水分可促进排便,减少胀气。

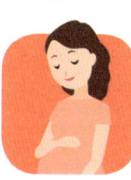

我最近宫缩很频繁,是不是快要生产了?

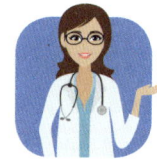

产科主任医师

这要区分是无痛性宫缩还是早产。无痛性宫缩的宫缩频率不一致,持续时间不恒定,间歇时间长且不规律,宫缩强度不会逐渐增加,不伴有下坠感和酸痛;早产的宫缩有节律性,每次宫缩都是由弱至强,维持一段时间,一般是30～40秒,然后进入间歇期,间歇期为5～6分钟,且间歇期逐渐缩短,每次宫缩持续时间逐渐延长,并伴有腰酸、腰痛、有下坠感。

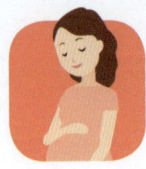

做B超究竟会不会对孩子造成辐射呢？

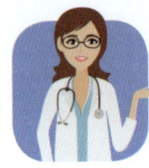

产科主任医师

　　B超是医院产检中一项常规性检查，是一种声波传导技术，不存在电离辐射和电磁辐射，对人体组织没有伤害。如果不是频繁地、长期地做B超就不会伤害到胎宝宝。

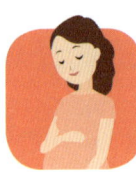

孕妈妈患痔疮需治疗吗？

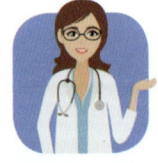

产科主任医师

　　孕晚期患痔疮的情况是比较常见的。治疗时，原则上采用保守治疗的方法，并根据不同孕期、痔疮严重程度而区别治疗。孕妈妈可用不含类固醇、麝香的软膏或栓剂进行治疗，也可通过温水坐浴的方法缓解症状。

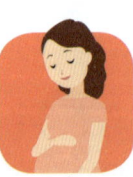

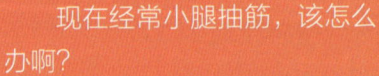

现在经常小腿抽筋，该怎么办啊？

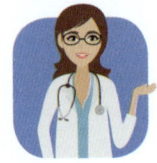

产科主任医师

　　孕期小腿抽筋需尽量穿平底、舒适的鞋子，降低腿部肌肉的紧张度。饮食上要多摄入含钙量高和维生素丰富的食物。另外，要每天进行适量的户外活动，让阳光照射皮肤，促进钙吸收。

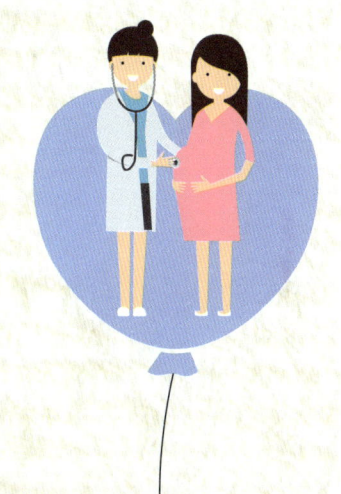

第7次产检
孕35～36周 阴道分泌物检查、心电图检查和内检

第7次产检项目

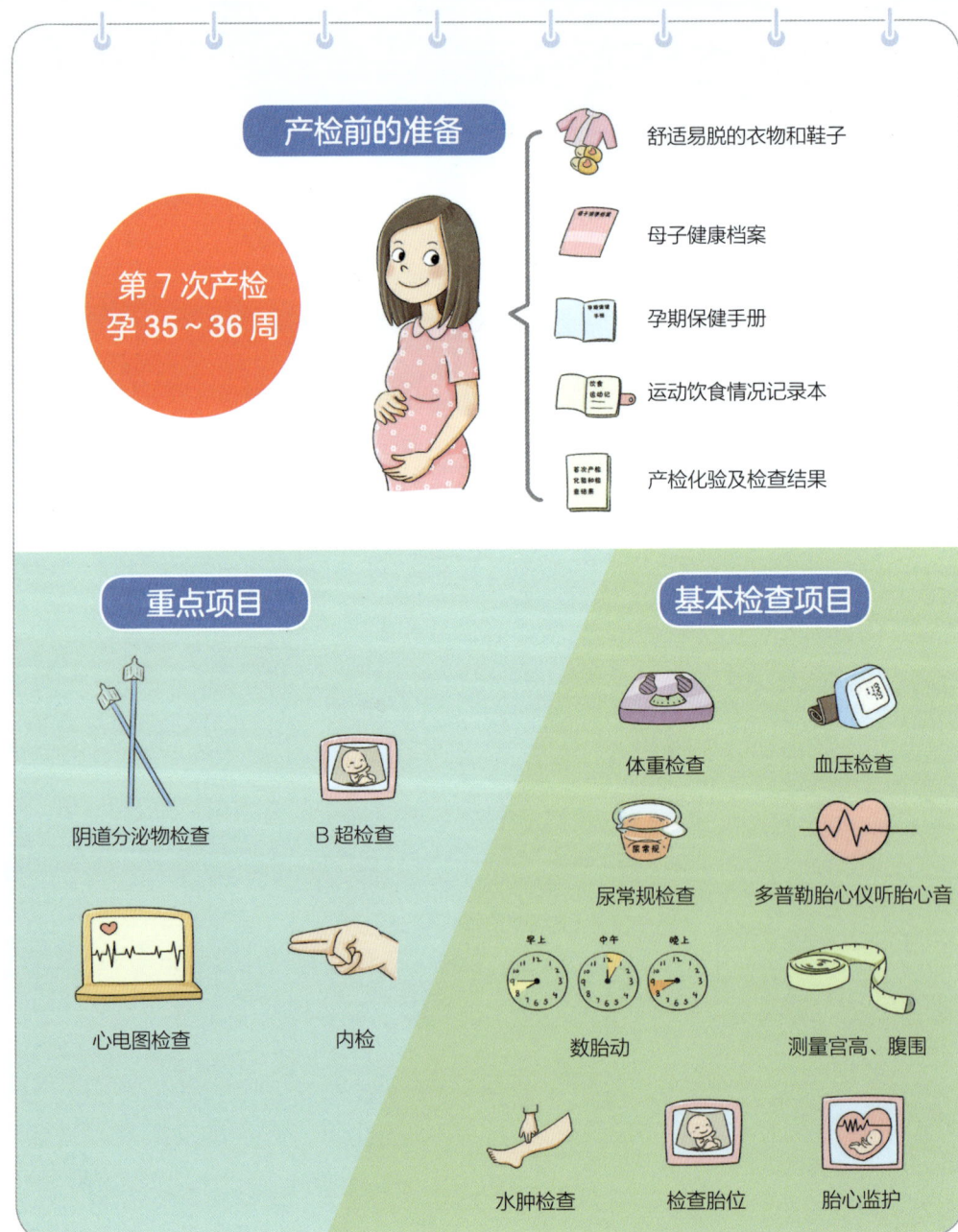

阴道分泌物检查

阴道分泌物检查查什么

正常的阴道分泌物呈白色稀糊状，无气味，分泌量与雌激素水平高低及生殖器官充血有关。妊娠期的女性白带量会增多。

阴道分泌物检查主要是检查阴道中有无细菌或真菌感染，以此来决定分娩方式。如果感染严重需要相应治疗。

在正常生理情况下，孕妈妈的阴道中存在阴道杆菌，它能保证阴道处于酸性环境，抑制其他寄生菌群异常繁殖，具有自然保护功能。

若阴道分泌物培养发现细菌或真菌感染，则需要积极治疗。

✱ 阴道分泌物检查单解读

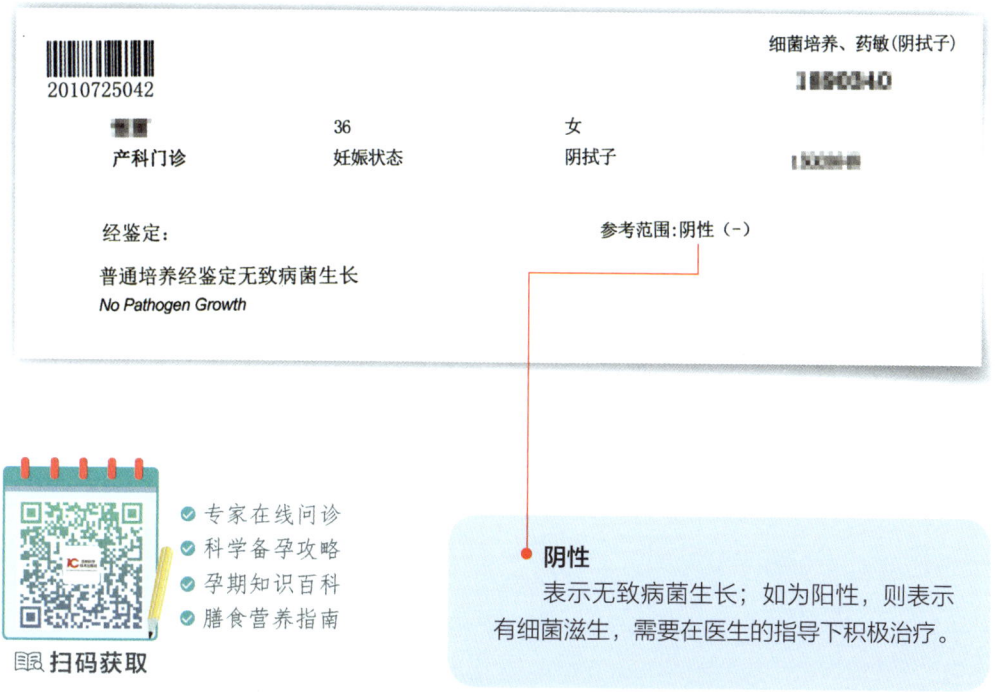

阴性
表示无致病菌生长；如为阳性，则表示有细菌滋生，需要在医生的指导下积极治疗。

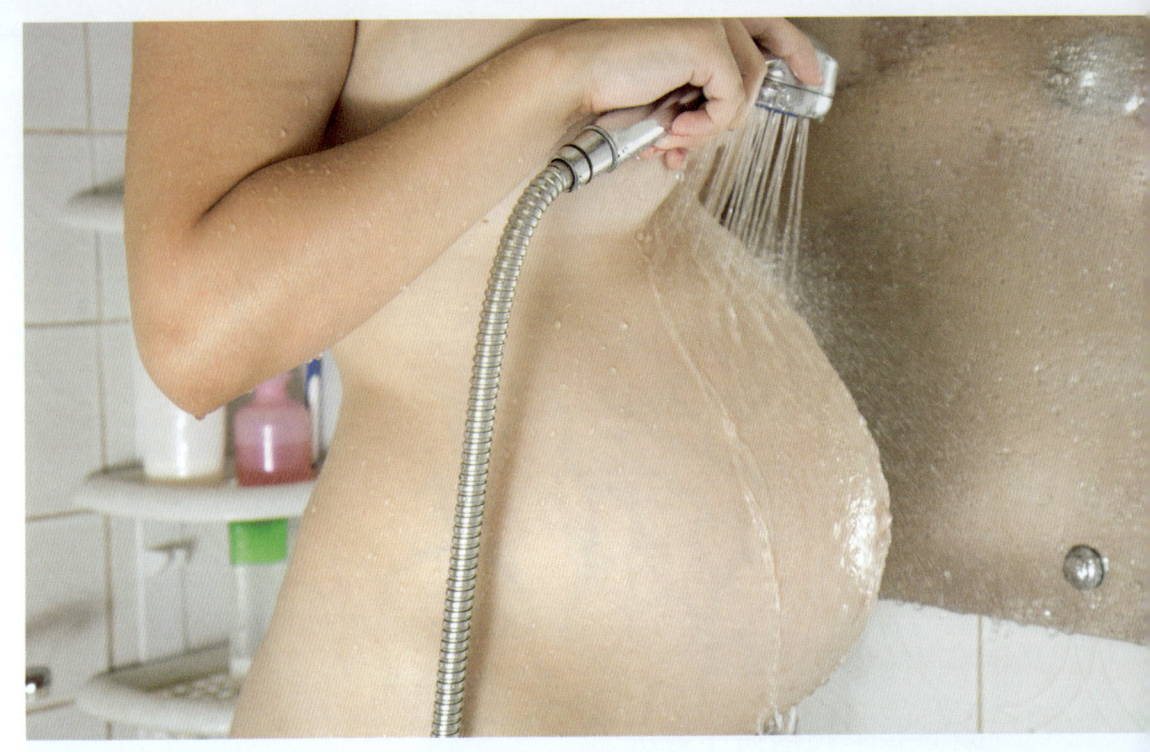

孕期如何预防阴道炎

1. 备好专用清洗盆和专用毛巾。清洗盆在使用前要彻底清洁，毛巾使用后晒干或在通风处晾干。毛巾久不见阳光容易滋生细菌和真菌。
2. 大便后要用手纸从前向后擦拭干净，在家可以清洗，在外可以用孕妇湿巾对私处进行清洁。
3. 私处清洗：双手洗净，用温水从前向后清洗外阴，先洗大小阴唇，最后洗肛门周围及肛门。最好用淋浴，温水冲洗，如果无淋浴条件，可以用盆浴代替，要专盆专用。轻易不要用消毒药水，以免破坏阴道内正常的酸碱性和菌群。
4. 孕妈妈宜选择纯棉、柔软、宽松的内裤。晚上睡觉可以穿四角内裤甚至不穿内裤，让阴部"呼吸"新鲜空气。

孕期得了阴道炎怎么办

感染了阴道炎一定要及时治疗，听取医生的建议，不要自行用药，医生一般会局部给药，如阴道冲洗、使用栓剂等，尽量不使用口服药物，以免对胎儿造成影响。

饮食上注意，不要吃辛辣刺激性食物。孕期得了阴道炎，如果不及时治疗，不仅影响自身健康，如果选择顺产的话，还极易使胎儿受到感染。

B超检查

估算一下胎儿的重量

孕妈妈在临产前，产科医生会通过四步摸诊来检查孕妈妈的宫高、腹围；B超可以测量出胎宝宝头有多大、腿有多长，还可以测量头围和腹围。产科医生根据触诊结合B超检查，大致可以估算出胎宝宝的体重，但是也存在500克左右的误差。

太重的宝宝可能不容易顺产。如果胎儿体重较重，医生会建议孕妈妈控制饮食、控制体重。

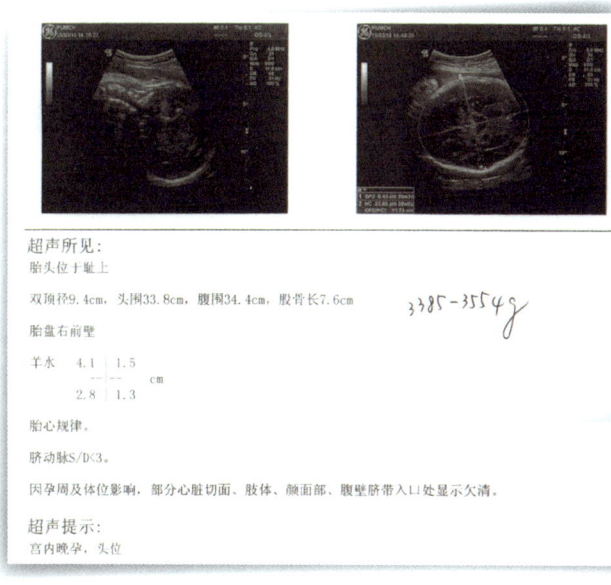

医生通过B超给胎儿的估重为3385~3554克，宝宝出生后的体重为3570克，误差不大。

Tips

医生会在孕9月安排两次B超，动态监测胎儿发育状况，以及是否有胎位不正、羊水偏多或偏少、胎儿偏大或偏小等情况。

头胎剖宫产的孕妈妈重点看

头胎是剖宫产的孕妈妈需观察下腹部疼痛的情况，如果局部疼痛加重，应尽早来急诊检查，并通过B超检查瘢痕厚度。

产科医生重点提示

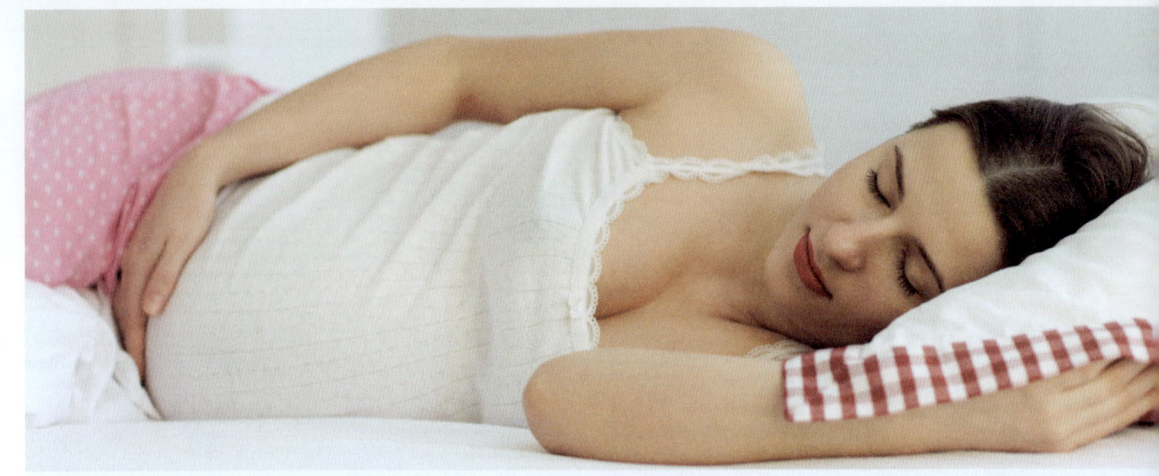

B 超结果显示脐带绕颈了,怎么办

＊ 脐带为什么会绕颈

脐带缠绕是脐带异常的一种情况,其中最为常见的是脐带缠绕宝宝的颈部,即脐带绕颈。脐带绕颈一般与脐带的长度、胎动、羊水量有关。胎宝宝在母体内不老实,经常在空间并不是很大的子宫内活动,这就有可能导致脐带绕颈。

＊ 胎儿脐带绕颈怎么办

1. 监测胎动。脐带绕颈过紧,胎儿会出现缺氧,而胎动异常是缺氧的最早期表现。孕妈妈自己可在家中每天进行3次胎动监测,以了解胎宝宝的宫内情况,发现问题及时就诊。

2. 加强围产期的保健,生活规律,保证充足的休息,睡觉时尽量保持左侧卧位。

3. 饮食合理,远离烟酒,避免食用没有熟透的、辛辣刺激性强的食物。

4. 运动时动作宜适度、轻柔,时间不宜过长,以10~15分钟为宜。

＊ 脐带绕颈后还有希望顺产吗

脐带绕颈能否顺产一般与脐带绕颈的具体情况有关。

1. 如果脐带绕颈不紧或压迫程度较轻,没对胎儿造成大的威胁,也无缺氧情况发生,这种情况下可选择顺产。

2. 如果脐带绕颈周数多或已造成胎儿窘迫的情况下,选择顺产有一定的危险,可根据医生的建议选择剖宫产。医生如果建议顺产,分娩过程中会密切关注孕妈妈和胎儿的变化,进行全程胎心监护,及时判断胎盘功能是否良好,定期进行阴道检查来了解分娩进展情况,如果发现异常,可能会转为剖宫产。

内 检

内检需要查什么

内检主要是通过会阴检查法检查宫颈成熟度,以预测临产时间,便于即将生产的孕妈妈能在最合适的时间入院待产,避免意外。

无论是顺产还是剖宫产都要进行内检来检查宫颈成熟度。足月前,宫颈过度成熟可能会有流产、早产风险;足月时,宫颈仍然不成熟可能会出现过期妊娠。通过检查宫颈成熟度可以预测生产日期,并采取相应的措施。对于计划剖宫产的孕妈妈,通过测量宫颈的长度,能决定手术时机;对于过期妊娠,但是胎儿无窘迫、无明显头盆不称等的孕妈妈,可考虑催产。

内检前的准备

1 做内检的前一天晚上,孕妈妈要将自己外阴部清洗干净(用清水冲洗即可,洗液有可能掩盖阴道存在的病患)。

2 换上干净的内裤、易穿脱的衣裤。

3 内检前,应该排空膀胱。

做内检的过程

1 医生会事先在检查床上铺好清洁的一次性护理垫。

2 孕妈妈脱掉一条裤腿(一般脱左腿),仰卧平躺,分开双腿,将双腿放置于腿架上,充分暴露会阴,等待检查。

3 医生会将一只手的手指插入阴道,另一手置于腹部上方,以检查子宫颈的位置、大小、形状、软硬度及有无破水情况。

B 族链球菌筛查

B 族链球菌感染危害大

B 族链球菌一般存在于肠道和泌尿生殖道内,属于条件致病菌。B 族链球菌可引起母体尿路感染、宫内感染及产后子宫内膜炎,并增加早产或死胎风险。

新生儿在出生后第 1 周内发生 B 族链球菌感染称为早发型 B 族链球菌病。如果感染发生在出生后 1 周至 3 个月则称为晚发型 B 族链球菌病。

B 族链球菌筛查

建议所有孕妈妈无论计划采用何种分娩方式,均应在孕 $36^{+0}\sim37^{+6}$ 周之间进行 GBS(B 族链球菌)培养法筛查,以判断是否感染了 B 族链球菌。

采样时,不使用窥阴器,先用拭子在阴道下部(近处女膜缘)取样,然后用同一拭子通过肛门括约肌在直肠内取样。不推荐单独行宫颈取样或阴道取样,以防漏检。

B 族链球菌筛查阳性,怎么办

美国疾病控制中心(CDC)建议如下。

1. 培养结果为阳性者,分娩时给予预防性治疗。

2. 若没有既往培养结果,对所有已知存在危险因素的孕妈妈,如体温超过 38℃、妊娠少于 37 周、既往产儿曾患 B 族链球菌感染性疾病或胎膜破裂时间超过 18 小时者,分娩时应予以预防性抗生素治疗。

3. 先兆早产和胎膜早破者,也应予以筛查。

4. 产前治疗应包括静脉注射抗生素。

5. 分娩方式的选择:参考有无产科指征,一般认为,B 族链球菌感染本身不倾向于任何分娩方式。

6. 医生要注意观察新生儿,关注其感染征象,必要时转入儿科观察。

心电图检查

35～36周是整个孕期心脏压力最大的时期，孕妈妈进入临产状态的时候心脏压力也很大，所以这时候的心电图是判断心脏能否承受生产压力的主要依据。

> 心电图是心脏在每个心动周期中，由起搏点、心房、心室相继兴奋，伴随着心电图生物电的变化，通过心电描记器从体表引出多种形式的电位变化图形。心电图是心脏兴奋的发生、传导及恢复过程的客观指标。

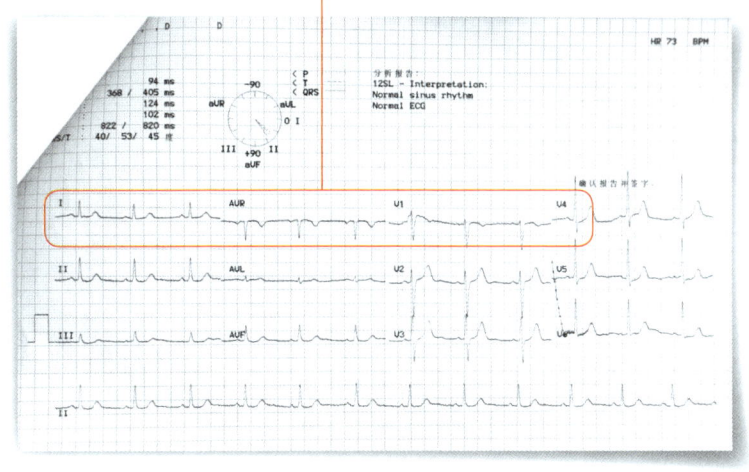

做心电图时，需要注意什么

1. 做心电图不需要空腹，以免出现低血糖或心跳加速，影响心电图的检查结果。

2. 检查前最好先休息一会儿，不要匆匆忙忙的，等自己平静下来再检查。

3. 检查过程中不要紧张，也不要说话，否则容易影响心电图的清晰度。

4. 做心电图时，最好穿一些容易穿脱的衣服，特别是在冬季，要选择容易穿脱且薄厚适中的衣服。

5. 身上如果有手表、手机，最好先取下来，以免对心电图仪产生干扰。

6. 妊娠合并心脏病患者做心电图时，最好带上前一次的心电图报告，让医生作为参考。

肛肠外科检查

孕妈妈发生痔疮的概率比较大,如果痔疮导致孕妈妈出现贫血等症状,会影响胎宝宝的正常发育,因此孕妈妈一定不要不好意思去做肛肠外科检查。

直肠指诊就能查痔疮

做直肠指诊一般即可明确有无痔疮、痔疮的类型、痔疮的严重程度等。如果没有特别情况,建议孕妈妈不要采用肛肠镜检查,以免刺激和影响胎宝宝。

便秘会加重痔疮症状,该怎么办呢

* **巧妙"缓"运动,调理便秘**

孕晚期的孕妈妈,身体重心逐渐前移,行动越加不便,不断增大的子宫使腹直肌分离、核心力量减弱而造成腰背部肌肉紧张、压力增大、骨盆前倾明显,所以,这一阶段的运动幅度不宜过大,着重选择舒展的运动,突出一个"缓"字。

1 避免以仰卧姿势为主的练习,不宜从事过重的劳动和下蹲活动,应选择一些舒缓的运动。孕晚期,由于孕妈妈的子宫增大,如长时间采取仰卧位,增大的子宫会压迫下腔静脉致回流受阻,回心血量减少,从而引起血压下降、心搏出量随之减少,可能会出现休克等情况。

2 这一阶段是为顺产蓄积体力的关键阶段,要根据身体状况适当减少运动量,以休息为主,以免活动不当引发早产。

3 选择轻缓的伸展练习,能有效缓解腰背酸痛,增强肌肉张力,灵活髋关节,为顺产做好准备。

4 这段时间也是孕妈妈最疲惫的阶段,最好是每周2~3次,每次15~20分钟的运动。如果孕妈妈在孕中期就有很好的运动规律,此时频率应缓慢下降,以感觉不吃力为活动原则,可选择比较简单的类型,如瑜伽呼吸、分娩球的练习。

5 临产期的孕妈妈，体重增加飞快，身体负担很重，运动时一定要注意安全，不能过于疲劳。有条件的孕妈妈可以听一些模拟生产的课程，了解生产过程，缓解临产前的焦虑。

❋ 预防和改善便秘的好物——膳食纤维

膳食纤维促进肠道蠕动，帮助排便 ➤ 孕妈妈在饮食中适量增加富含膳食纤维的食物，能促进肠道蠕动、保护肠道健康、预防便秘。膳食纤维还能帮助孕妈妈控制体重，预防龋齿、糖尿病、乳腺病、结肠癌等多种疾病。

膳食纤维有可溶性和不可溶性，应适当多摄入 ➤ 膳食纤维根据水溶性的不同分为可溶性和不可溶性两种。可溶性膳食纤维主要存在于水果和蔬菜中，尤其是橙子、橘子等柑橘类水果中含量较多。不可溶性纤维主要存在于谷类、豆类食物中，如谷物的麸皮、全谷粒、坚果类、干豆等，日常应注意多摄入。

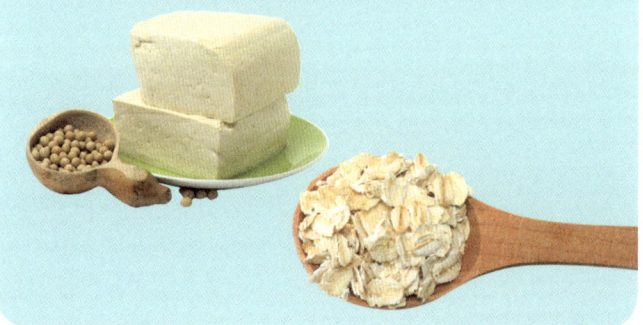

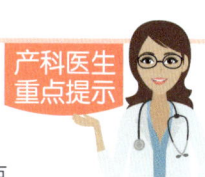

产科医生重点提示

每天摄入膳食纤维 25 克

建议孕妈妈每天摄入 25 克左右的膳食纤维。

要摄入 25 克膳食纤维，孕妈妈每天只需吃 60 克魔芋、50 克豌豆和 75 克荞麦馒头就够了。

补充膳食纤维的同时一定要多喝水

孕妈妈在食用含膳食纤维丰富的食物后，一定要多喝水，孕期宜每天至少喝 1500 毫升的温水，这样才能发挥膳食纤维的作用。因为膳食纤维会吸收肠道内的水分，如果肠内缺水就会导致肠道堵塞，严重时出现其他肠道疾病。特别是有便秘症状的孕妈妈，补充膳食纤维的同时更需要多喝水，否则便秘症状有可能加剧。

膳食纤维过量也不好，易导致腹胀，影响营养吸收

每个孕妈妈应当根据自己的具体情况来决定膳食纤维的摄入量，若摄入过多，会加速肠蠕动，缩短食物在体内停留的时间，这样可能造成大量的营养物质来不及被身体吸收就排出体外，不利于孕妈妈和胎儿的营养吸收。此外，过多摄入膳食纤维还容易引发腹胀等症。

粗粮细粮搭配补充

精米、细面在加工处理时，会损失掉很多膳食纤维和 B 族维生素，所以孕妈妈日常饮食不要吃得过于精细，要粗细杂粮搭配食用。选择粗粮时，孕妈妈可多选择全谷类食物，如全麦面包、全麦饼干、燕麦等。粗细粮搭配食用时，孕妈妈不需要将细粮全部换成粗粮，只要让粗粮占到主食总量的 1/3 就行，比如煲一锅杂粮粥，加点小米、豆类；做面食的时候，在精面粉里掺点全麦粉即可。

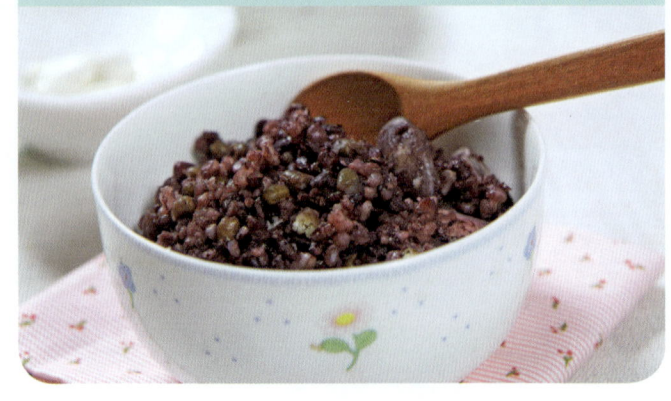

经常吃红薯、山药等薯类	红薯、芋头、山药、土豆等薯类食物含有丰富的 B 族维生素、维生素 C 等，且膳食纤维的含量也比较高，孕妈妈可以经常吃点薯类食物，在补充多种营养的同时，还可促进胃肠蠕动、控制体重、预防便秘。孕妈妈每次摄入薯类的量宜在 50~100 克，并适当减少主食的摄入量。最好采用蒸、煮、烤的方式，这样的烹饪方法营养素损失较少。
每周吃 1~2 次菌藻类食物	海藻、菌菇类蔬菜中的膳食纤维含量较高，比如海带、木耳、香菇等，孕妈妈以周为单位，可以每周摄入 1~2 次。
水果最好吃完整的	研究发现，同种水果表皮中膳食纤维的含量比果肉中的含量要高，所以孕妈妈在吃水果时，最好在保证食品安全的情况下，将果皮与果肉一同吃掉，这样可减少膳食纤维的损失。 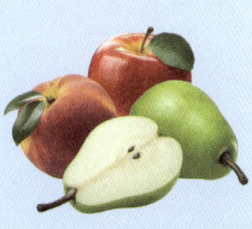
果蔬打成汁，连同渣滓一起喝	水果和蔬菜可以打汁饮用，但饮用时最好不要过滤，否则会滤掉大部分的膳食纤维。 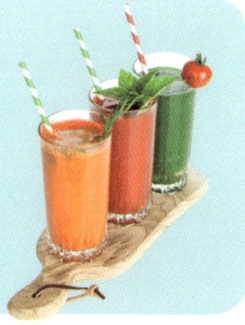

预防早产

什么是早产

世界卫生组织（WHO）建议，妊娠周数不足 37 周（259 天）分娩者即为早产。我国对早产的定义为末次月经第一天开始计算，妊娠满 28 周但不足 37 周分娩者。

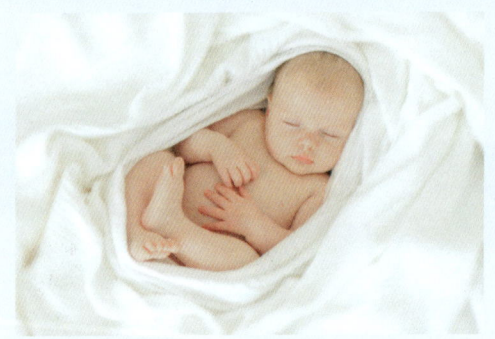
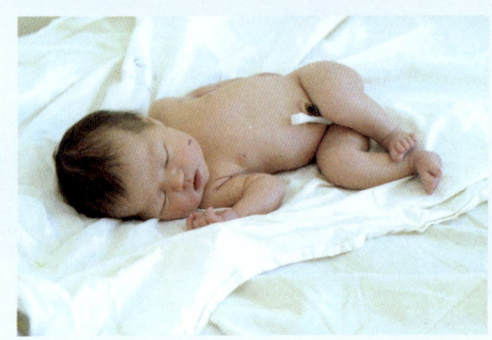

诱发早产的两大原因

1 自发性早产

自发性早产，约占早产总数的 80%，其中未足月分娩的孕妈妈约占 50%，未足月胎膜早破者约占 30%。

高危因素：

* 年龄过大（＞35 岁）或过小（＜18 岁）
* 营养状态不良
* 身体质量指数低（BMI ＜ 18.5 千克/米²）
* 吸烟或滥用药物
* 精神因素（焦虑或抑郁）
* 多胎妊娠
* 流产史
* 宫颈功能不全
* 感染（泌尿生殖道感染）
* 子宫畸形

由于孕妈妈或胎儿的健康原因不能够继续妊娠，在孕 37 周前终止妊娠者。

可能性原因：
* 产前出血性疾病（前置胎盘、胎盘早剥）
* 妊娠期特有疾病（子痫前期）
* 妊娠合并症（糖尿病、肾病、心脏病）
* 胎儿畸形
* 胎儿窘迫
* 羊水过多或过少

2 治疗性早产 / 医源性早产

避免早产，坚持定期做产检

怀孕 4~7 个月每个月检查一次，怀孕 8~9 个月每两周检查一次，有并发症者可根据医生的要求增加检查次数，怀孕 9 个月以后要每周检查一次，有特殊情况随时去做检查。

孕中晚期不要进行剧烈活动

生活和工作都不宜过于劳累，每天保持愉快的心情，适当到室外散步。不宜走长路或跑步；走路要当心，特别是上下楼梯时，避免摔倒；切勿提重物。

适当减少性生活

特别是孕晚期 3 个月。怀孕最后 1 个月禁止性生活，以免刺激子宫造成胎膜早破。

积极治疗阴道炎症

炎症常是胎膜早破的主要原因之一，因此，孕期如果发现有阴道炎症，应积极治疗。

科学合理地摄入营养

食用富含维生素 C（新鲜蔬菜和水果）、微量元素铜（动物的内脏）的食物等，有增加胎膜韧性的作用。

哪些孕妈妈应该进行胎膜早破检查

1. 孕期若出现过妇科感染，如阴道炎、宫颈炎等，容易引起胎膜感染，导致胎膜破裂。因此，孕晚期应禁止性生活，预防生殖道感染，以确保母子安全。

2. 有习惯性流产或早产病史的孕妈妈。

3. 妊娠期出现异常情况，如阴道分泌物突然增多，必须及时检查，最少两次，其中至少有一次应在分泌物明显增多的情况下检查。

4. 妊娠期高血压疾病、胎位异常、双胎妊娠、羊水过多的孕妈妈，由于羊膜腔内压力过高，容易发生胎膜早破。臀位、横位及头盆不对称的孕妈妈，可因羊膜腔内压力不均而发生胎膜早破。

5. 创伤和机械性刺激之后，立即进行一次检查，第二天或者第三天再进行一次检查。创伤和机械性刺激主要分为医源性和非医源性两类，常见的医源性刺激包括多次进行羊水穿刺等；非医源性刺激为妊娠晚期的性交活动等。

6. 由于胎膜的强度主要依靠羊膜，所以先天性羊膜发育异常及遗传性羊膜过薄的孕妈妈易发生胎膜早破，此类患者出现不明原因分泌物增多时要特别考虑因胎膜早破导致的羊水漏出。

7. 孕妈妈如出现宫颈松弛也容易引起胎膜早破或者早产。随着孕周增加，松弛的宫颈可以无症状地扩张，使羊膜暴露于阴道菌群中，导致局灶性羊膜绒毛膜炎，使羊膜拉力下降，致使胎膜早破。有这种症状的孕妈妈在孕期至少进行三次以上的胎膜早破检查。

8. 孕妈妈年龄较大、胎次过多、吸烟，应作为常规项目进行检查。

9. 孕妈妈如果缺乏维生素C、微量元素锌及铜，会使胎膜变脆，缺乏弹性，容易引发胎膜早破。

如发现胎膜早破情况应及时到医院检查

1. 如发现胎膜早破的情况要尽快到医院检查，医生会结合孕妈妈的孕周采取针对性的措施。胎膜早破造成宝宝早产的风险是很大的，需要跟儿科医生沟通，了解早产儿救护的相关知识。

2. 临近预产期的孕妈妈，应住院或者家中待产，每两天进行一次检查，可以根据检查结果预知分娩时间，以便做好待产准备。

3. 性生活、剧烈咳嗽、便秘及提拿较重物体等因素，可导致孕妇的腹压骤增，促发胎膜早破。在此情况下如果出现分泌物增多，首先考虑胎膜早破导致羊水漏出，应立即进行检查。

胎膜早破发生了，孕妈妈该如何从容应对

一旦发生检测结果阳性，孕妈妈及家人不要过于慌张，为了防止胎儿的脐带脱垂，应立即让孕妇躺下，并且采取把臀位抬高的体位。

孕妇在外阴垫上一片干净的卫生巾，注意保持外阴的清洁，不可以再入浴。

只要发生检测结果阳性，不管孕妈妈孕几周，有没有子宫收缩，都必须马上让家人陪同去医院就诊。在赶往医院的途中，孕妈妈需要尽量采取臀垫高的躺卧姿势。

好习惯防早产

1. 保证充足的休息和睡眠，放松心情，减少压力。
2. 进行适当的运动，但不要进行剧烈的运动。孕期从事剧烈的运动会造成子宫收缩。
3. 均衡摄入营养丰富的食物，不吃过咸的食物，以免导致妊娠期高血压疾病。
4. 不要从事会挤压到腹部的劳动，不要提重物。
5. 经常清洁外阴，防止阴道感染。怀孕晚期禁止性生活。
6. 一旦出现早产迹象，应马上卧床休息，并且取左侧卧位，以增加子宫和胎盘的供血量。
7. 睡前吃些点心，防止半夜饿醒，同时最好喝一杯牛奶，牛奶有利于睡眠。
8. 适量的运动可以缓解一些失眠症状，最好在睡前3小时结束运动。
9. 睡前听一些轻柔的音乐，可以放松心情，帮助睡眠。

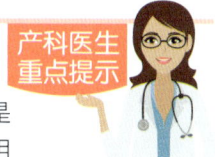

早产征兆是什么

1. 早产的主要表现是子宫收缩，常伴有少量阴道流血或血性分泌物。

2. 宫缩变得频繁，最初为不规则宫缩，逐渐发展到7~8分钟1次，即半小时有3~4次，还可能伴随腰酸、腰痛，这种有规律的且伴随疼痛的宫缩变得越来越频繁时，子宫口则开大，这就是要早产了。

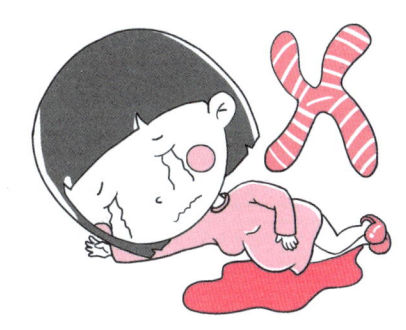

网络热搜问答

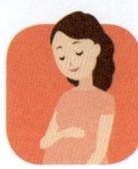

孕晚期医生要求控制体重,我能晚上不吃主食,只吃蔬菜和肉类吗?

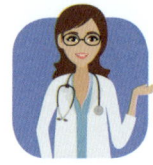

产科主任医师

　　孕晚期的胎宝宝生长很快,胎宝宝所需的营养都是从妈妈体内获取的。晚餐不吃主食,不但不能控制体重,反而会丢了健康。因为主食中主要含碳水化合物,如果人体碳水化合物供应不足,就会动用组织蛋白质及脂肪,而组织蛋白质的分解消耗,会影响脏器功能;大量脂肪氧化,还会生成酮体,导致酮症,甚至酮症酸中毒。

　　吃主食时,可以适当增加粗粮的摄入,如燕麦、红豆、荞麦、玉米等,能控制热量、预防便秘、防止体重增长过快。

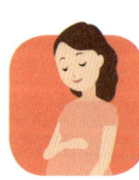

羊水量过少,胎儿会有生命危险吗?

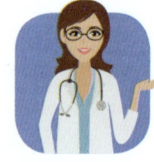

产科主任医师

　　羊水量过少是指羊水量少于 300 毫升的症状。羊水过少的原因可能是孕妈妈腹泻导致脱水,还有可能是胎盘功能不良,甚至是破水了但孕妈妈不知道,所以重点是查找原因。如果是因为脱水导致,孕妈妈可以多喝水或进行静脉输液及吸氧,能起到一定的作用。如果是胎盘功能不良,则要进行胎心监护,查找胎盘功能不良的原因。医生会帮助判断是否破水,同时检查是否存在宫腔感染情况。

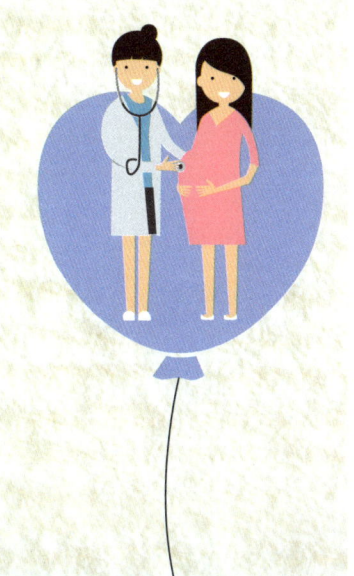

第 8 次产检
孕 37 周　B 超测羊水、量盆骨

第 8 次产检项目

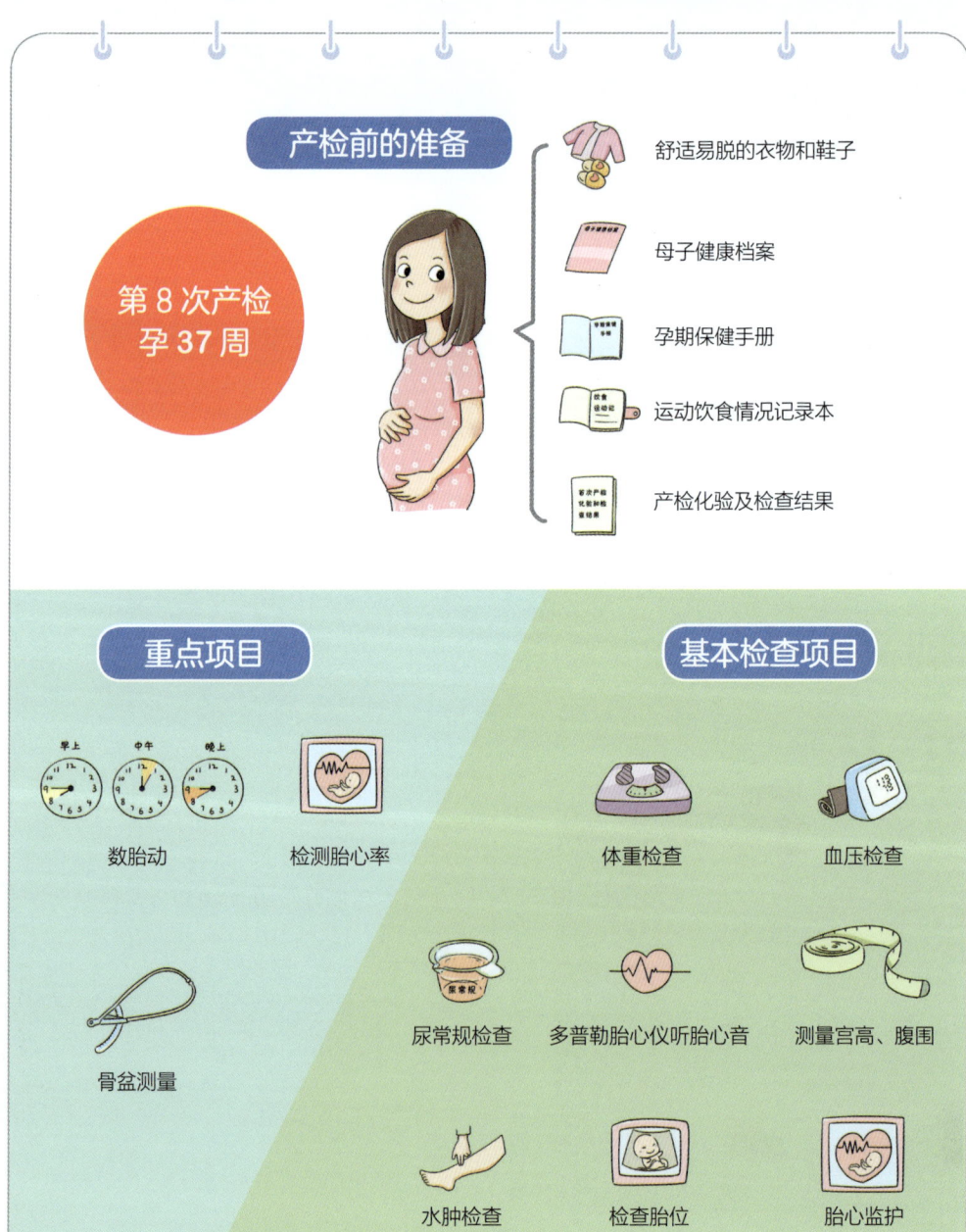

监测羊水

有的孕妈妈的B超检查报告中提示，羊水可见浓稠、致密的光点，提示可能羊水混浊，这是怎么回事呢？

羊水为什么变得浑浊了

妊娠早期的羊水是无色、透明的，并且可以见到胎脂，随着胎宝宝器官成熟，羊水中有形成分增加，羊水变得稍有混浊。足月时羊水较混浊，可见由胎膜、体表脱落上皮细胞等形成的小片状悬浮物。

如果羊水呈草绿色，说明胎宝宝已经排出胎便，羊水被胎宝宝的粪便污染。此外，孕妈妈胆汁淤积也会使羊水混浊。

羊水混浊该怎么办

孕妈妈最担心的就是腹中胎儿的安危。B超检查，如果发现羊水比较混浊，并不一定就是胎儿情况不好，要综合孕妈妈是否患病、病情是否稳定、胎心监护的情况及胎动是否正常等因素来分析胎儿状态。如果胎儿出现缺氧，就会排出粪便，易引起窒息或其他病症，因此，需要尽快分娩。如果孕妈妈尚未临产或者宫缩无力，医生会建议剖宫产。

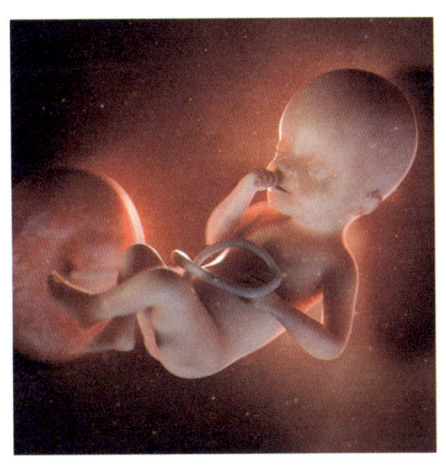

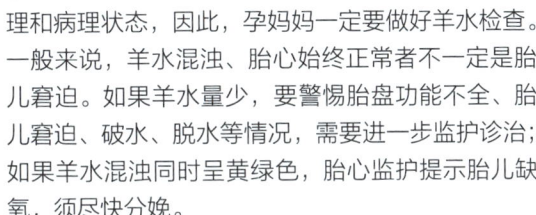

胎宝宝的健康与羊水密切相关

胎儿与羊水有着密切的关系。羊水能很好地反映胎儿的生理和病理状态，因此，孕妈妈一定要做好羊水检查。一般来说，羊水混浊、胎心始终正常者不一定是胎儿窘迫。如果羊水量少，要警惕胎盘功能不全、胎儿窘迫、破水、脱水等情况，需要进一步监护诊治；如果羊水混浊同时呈黄绿色，胎心监护提示胎儿缺氧，须尽快分娩。

骨盆测量

骨盆大小和形态是决定分娩方式的重要指标

骨盆测量是为了检查骨盆的大小和形态是否正常，以预测分娩时足月胎儿能否顺利通过。骨盆测量结果是决定分娩方式的重要指标，因为产道的顺畅与否直接关系到孕妈妈的安危，是整个分娩准备中与先天素质密切相关的内容，可以帮助孕妈妈预防因骨盆过于狭窄而引起的难产，所以医生会对孕妈妈进行骨盆测量。

骨盆外测量和内测量

骨盆测量分为外测量和内测量两种，都是为了测量孕妈妈骨盆入口和出口的大小。医生会先为孕妈妈进行骨盆外测量，如果骨盆外测量各径线或某径线结果异常，会在孕晚期进行骨盆内测量，并根据胎儿大小、胎位、产力等因素决定分娩方式。骨盆内测量是医生通过用食指和中指伸到孕妈妈的阴道内，触碰阴道两侧的骨性标志物来进行的。

做骨盆内测量时要学会放松

有些孕妈妈在做骨盆内检查时，会感觉不舒服甚至疼痛。医生给孕妈妈做骨盆内测量时，孕妈妈要学会放松，以减轻疼痛感，因为越紧张，医生的操作就越困难，孕妈妈的痛苦就越大，测量需要的时间也越长。孕妈妈可以先做深呼吸运动，同时放松腹部肌肉，在测量时，不要大喊大叫，也不要把臀部抬得很高，以免增加测量难度。

产科医生重点提示

骨盆测量的指标

骨盆大小即骨盆径线的大小，它有一个标准范围，因为个体差异，人的骨盆径线都不一样，只要结果在标准范围内就行。对骨盆出口狭窄的孕妈妈，医生会在孕晚期结合B超结果估计胎儿大小，再结合宫高、腹围等情况，建议孕妈妈顺产或剖宫产。

骨盆测量标准值

检查项目	测量位置	正常值	反映情况
髂棘间径	取伸腿仰卧位，测量两髂前上棘外侧缘间的距离	23~26 厘米	可相对地反映骨盆入口横径的大小
髂嵴间径	取伸腿仰卧位，测量两髂脊外缘间的最宽距离	25~28 厘米	可相对地反映骨盆入口横径的大小
骶耻外径	取左侧卧位，右腿伸直，左腿屈曲，测量第5腰椎棘突下凹陷处至耻骨联合上缘中点的距离	18~20 厘米	可间接推测骨盆入口前后径的大小
坐骨结节间径	取仰卧位，两腿屈曲，双手抱膝，用仪器测量两坐骨结节内缘间的距离	8.5~9.5 厘米	代表骨盆出口的横径大小
耻骨弓角度	用两拇指尖斜着对拢，放在耻骨联合下方，左右两拇指平放在耻骨降支上面，测量两拇指的角度	90度（小于80度为异常）	其弯度与角度反映骨盆出口大小

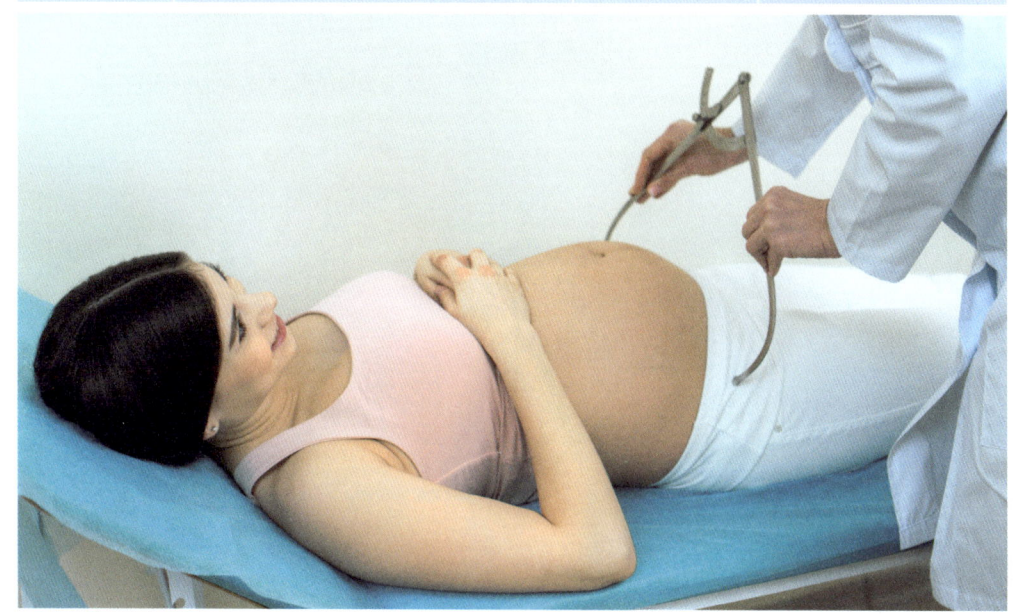

判断是否入盆

在孕 36 周到分娩前，胎头的双顶径也就是头颅最宽处，会抵达盆腔入口与骨盆相对应的位置并固定下来，这就是入盆，代表胎宝宝做好了出生的准备，也是顺产的第一个前提条件。

入盆时间有早有晚，早的可能在孕 33、孕 34 周就入盆，晚的可能要生之前才入盆。一般怀二胎的孕妈妈入盆比较晚。

- 专家在线问诊
- 科学备孕攻略
- 孕期知识百科
- 膳食营养指南

扫码获取

入盆的信号

肚子靠下、呼吸顺畅
入盆就代表胎宝宝的位置下移了，肚子下坠，呼吸起来也轻松一些，胃口也好了。

出现不规律的宫缩
孕妈妈可能会感到一阵阵类似痛经的感觉，其实这是明显的宫缩现象，如果这种痛感有一定的规律性，甚至出现破水、见红，就需要立即去医院，这表示马上要生产了。

有坠痛感
胎宝宝入盆后，会对孕妈妈的阴部和骶骨造成一定的压力，孕妈妈会感受到一股下坠的力量和阴部轻微的压痛。

尿频
入盆后，子宫不断变大压迫膀胱导致尿频。

宫高下降
孕 9 月宫高达到孕期最高点，入盆后宫高会下降到孕 8 月的高度。

✻ 迟迟不入盆怎么办

胎头不入盆，如果是因为胎头较大、妈妈骨盆入口小、头盆不对称、脐带绕颈、前置胎盘等原因导致的，就要定期做产检，随时观察胎儿入盆情况，以此来决定是否顺产。

如果排除这些因素依然不入盆的，孕妈妈可以适当做做运动促进胎头下降，比如散步、适当的伸展瑜伽、锻炼骨盆的产前体操等。

✻ 蹲式：打开骨盆，促进胎头下降

双腿尽量打开，下蹲，双手合于胸前，将双肘放于膝盖内侧。吸气、呼气，同时用双肘顶住膝盖微微打开，呼吸一次，然后边吸气边恢复原来的姿势，重复2~3次。

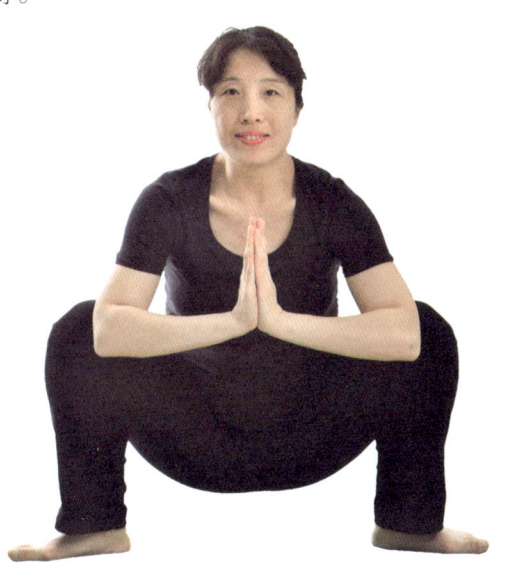

✻ 敬礼蹲式：打开骨盆

敬礼蹲式能锻炼盆底肌肉，打开骨盆，促进顺产。产后也可以做，有助于会阴撕裂伤的愈合。具体做法如下：坐姿，双脚打开，脚尖微朝外。双手于胸前合十，肘关节抵在双膝内侧。吸气，背部挺直，肘关节发力推向膝，膝盖发力推向肘关节，保持20秒。

※ **转球蹲功：打开骨盆内侧**

1. 坐在球上，小腿垂直于地面，大腿与地面平行。
2. 将骨盆内侧打开，尾骨内收，轻轻浮坐在球上。
3. 深吸气，吐气时以顺时针方向转动骨盆，自然呼吸，转动5~10次后换成逆时针方向旋转。做5组。

※ **推球大步走：打开骨盆腔**

1. 吸气，弓步，双手举球，向上伸展。
2. 吐气，挺胸，双手抱球下落于大腿上。连续做5次，一共做3组。该动作可以打开骨盆腔，减少盆底肌下坠感。

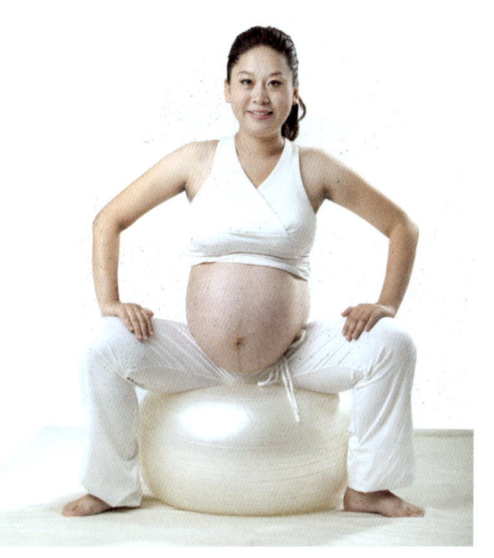

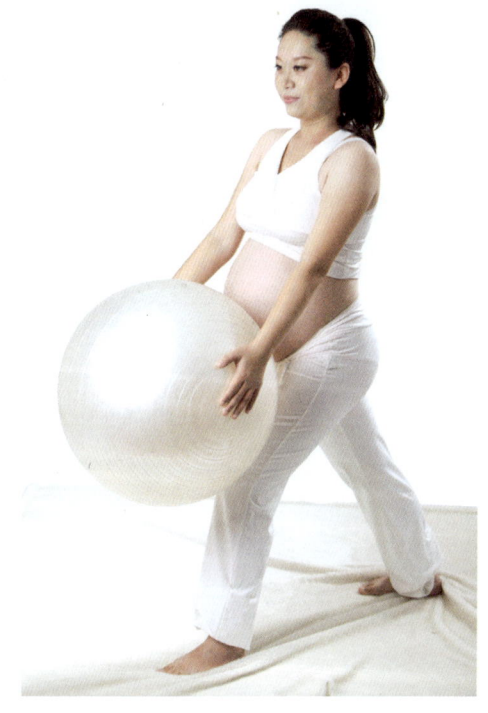

> **Tips**
>
> **配合骨盆内测量的小方法**
>
> 　　做骨盆内测量时，医生会将手指伸进孕妈妈阴道内，这可能会让孕妈妈感觉有些不适。在检查时，孕妈妈应该先做深呼吸，然后尽量放松腹部肌肉，两腿尽量张开，这样才能保证测量结果准确。

练习可以减轻分娩疼痛的拉梅兹呼吸法

步骤 1　胸部呼吸法

应用时机： 分娩开始时，宫颈开 3 厘米左右，孕妈妈可以感觉到子宫每 5~20 分钟收缩一次，每次收缩长 30~60 秒。

练习方法： 孕妈妈学习由鼻子深深吸一口气至胸腔，随着子宫收缩开始吸气、吐气，反复进行，直到阵痛停止才恢复正常呼吸。

练习时间： 胸部呼吸是一种不费力且舒服的减痛呼吸方式，每当子宫开始或结束剧烈收缩时，孕妈妈可以用这种呼吸方式减轻疼痛。

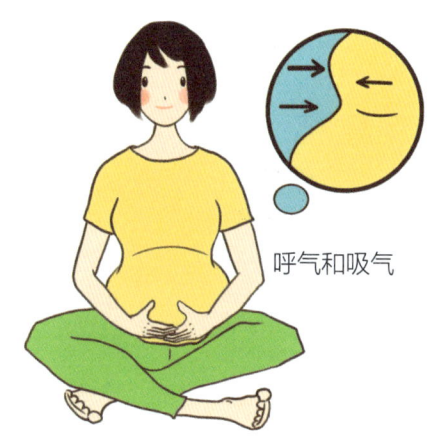

呼气和吸气

步骤 2　轻浅呼吸法

应用时机： 此时宫颈开至 3~7 厘米，子宫的收缩变得更加频繁，每 2~4 分钟就会收缩一次，每次持续 45~60 秒。

练习方法： 要让自己的身体完全放松，眼睛注视着同一点。孕妈妈用嘴吸入一小口空气，保持轻浅呼吸，让吸入及吐出的气量相等，呼吸完用嘴，保持呼吸高位在喉咙，就像发出"嗞嗞"的声音。

练习时间： 随着子宫开始收缩，采用胸式呼吸法深呼吸，当子宫强烈收缩时，采用轻浅呼吸法，收缩开始减缓时恢复深呼吸。练习时由连续 20 秒慢慢加长，直至一次呼吸练习能达 60 秒。

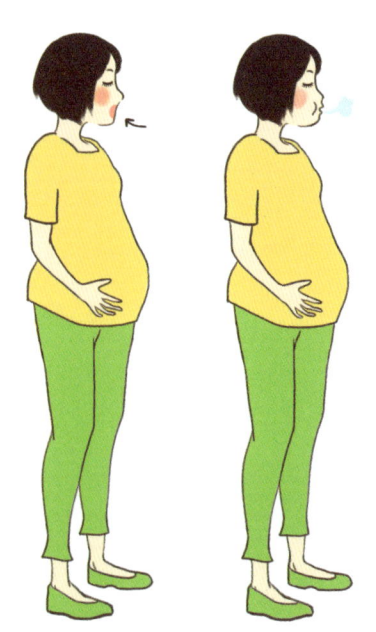

步骤 3　喘息呼吸法

应用时机： 当子宫开至 7~10 厘米时，孕妈妈感觉到子宫每 60~90 秒就会收缩一次，这时已经到了产程最激烈的阶段了。

练习方法： 孕妈妈先将空气排出后，深吸一口气，接着快速做 4~6 次的短呼气，感觉就像在吹气球，也可以根据子宫收缩的程度调节速度。

练习时间： 练习时由一次呼吸练习持续 45 秒慢慢加长至一次呼吸练习能达 90 秒。

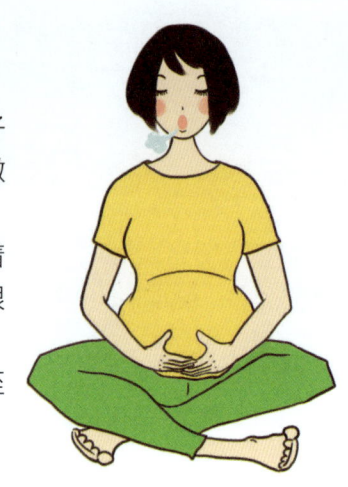

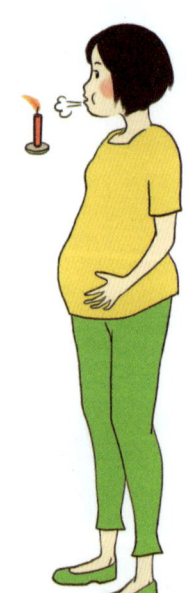

步骤 4　哈气运动

应用时机： 进入第二产程的最后阶段，孕妈妈想用力将胎儿从产道娩出，但是此时助产士会要求不要用力，以免发生阴道撕裂，等待宝宝自己娩出。

练习方法： 阵痛开始，孕妈妈先深吸一口气，接着短而有力地哈气，浅吐 4 下，接着大大地吐出所有的气，就像用力吹灭蜡烛一样。

练习时间： 直到不想用力为止，练习时每次 90 秒。

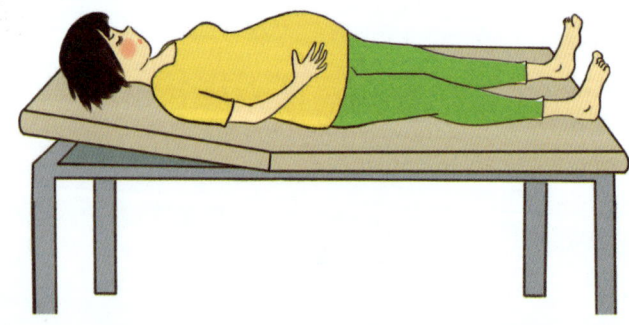

步骤 5　用力推

应用时机： 此时宫颈全开了，助产士也要求产妇在看到胎儿头部时，利用宫缩用力将其娩出。

练习方法： 孕妈妈下巴收紧，略抬头，用力使肺部的空气压向下腹部，完全放松骨盆肌肉，需要换气时，保持原有姿势，马上把气呼出，同时马上吸满一口气，继续憋气和用力，直到宝宝娩出。当胎头已娩出产道时，孕妈妈可以用短促的呼吸来减缓疼痛。

练习时间： 每次练习要持续 60 秒。

网络热搜问答

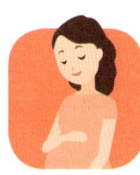

产检时,医生说我的骨盆偏小,是不是不能顺产,只能剖宫产了呀?

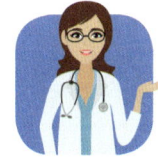

产科主任医师

能否顺利顺产,取决于骨盆大小、产道、产妇的精神因素、胎宝宝的大小、胎位等多方面的因素。

孕妈妈在产检时,医生会建议用超声波、内检来检测骨盆与胎儿头围大小,并判断胎儿是否能顺利从产道娩出。如果孕妈妈的骨盆与胎儿头围大小相差很多,那么医生会建议剖宫产,以免胎儿卡在产道内。

胎儿的头骨不像成人头骨一样紧密地连在一起,胎儿前额和后脑处的头骨并未接合,所以会形成两处松软的地方,就是囟门。囟门给予胎儿头颅重塑的空间,保证胎儿身体最大的部分——头部可以受压变形以顺利通过产道,所以,骨盆比较小的孕妈妈可以先尝试自然分娩,如果不能自然分娩再选择剖宫产。

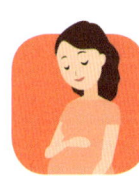

我今年39岁,第一胎,一定要剖宫产吗?

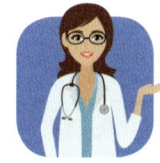

产科主任医师

高龄初产妇的剖宫产率的确较高。

剖宫产是用来解决难产、保全胎儿和孕妈妈生命的一种应急措施,应该根据产妇个体分娩条件、分娩时间、产程进展、重要器官的功能以及胎儿窘迫的程度综合分析而判定,不能因为害怕自然分娩就选择剖宫产。

还有一天就到预产期了，可我突然感冒了，会不会对肚子里的胎宝宝造成不良影响啊？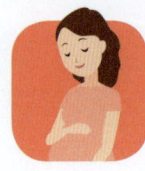

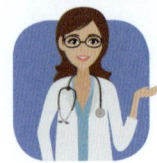
产科主任医师

这时候已经不会对胎宝宝造成不良影响了，因为胎宝宝身体机能都已经发育完成了，不会再发生致畸情况了。

不过孕妈妈也要保护好自己的身体，要多休息、多喝水、多吃水果蔬菜，补充维生素 C，每天早上用盐水漱口刷牙，每天至少喝三杯淡盐水以帮助缓解病情。

胎宝宝偏小一周，预产期也会跟着推后吗？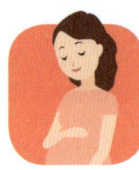

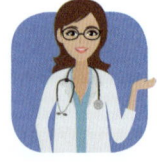
产科主任医师

要知道，预产期并不是那么准确的，提前 2 周或推后 2 周都是正常的。而且胎宝宝偏小一周也有可能是孕期计算存在误差，所以不要担心。

顺产真的会影响以后的夫妻生活吗？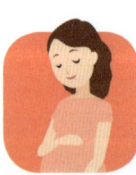

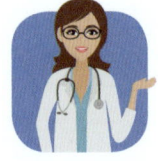
产科主任医师

有相当一部分孕妈妈为了产后性生活的质量而将剖宫产作为首选的分娩方式。其实，孕妈妈在分娩前做好会阴训练和会阴按摩，可以加快骨盆底肌群的恢复，避免产后尿失禁与子宫脱垂，提高产后性生活的质量。

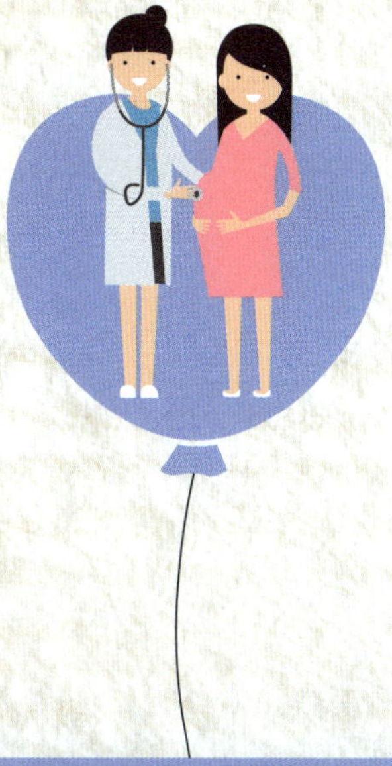

第9~13次产检
孕38~42周 临产每周检查

第9～13次产检项目

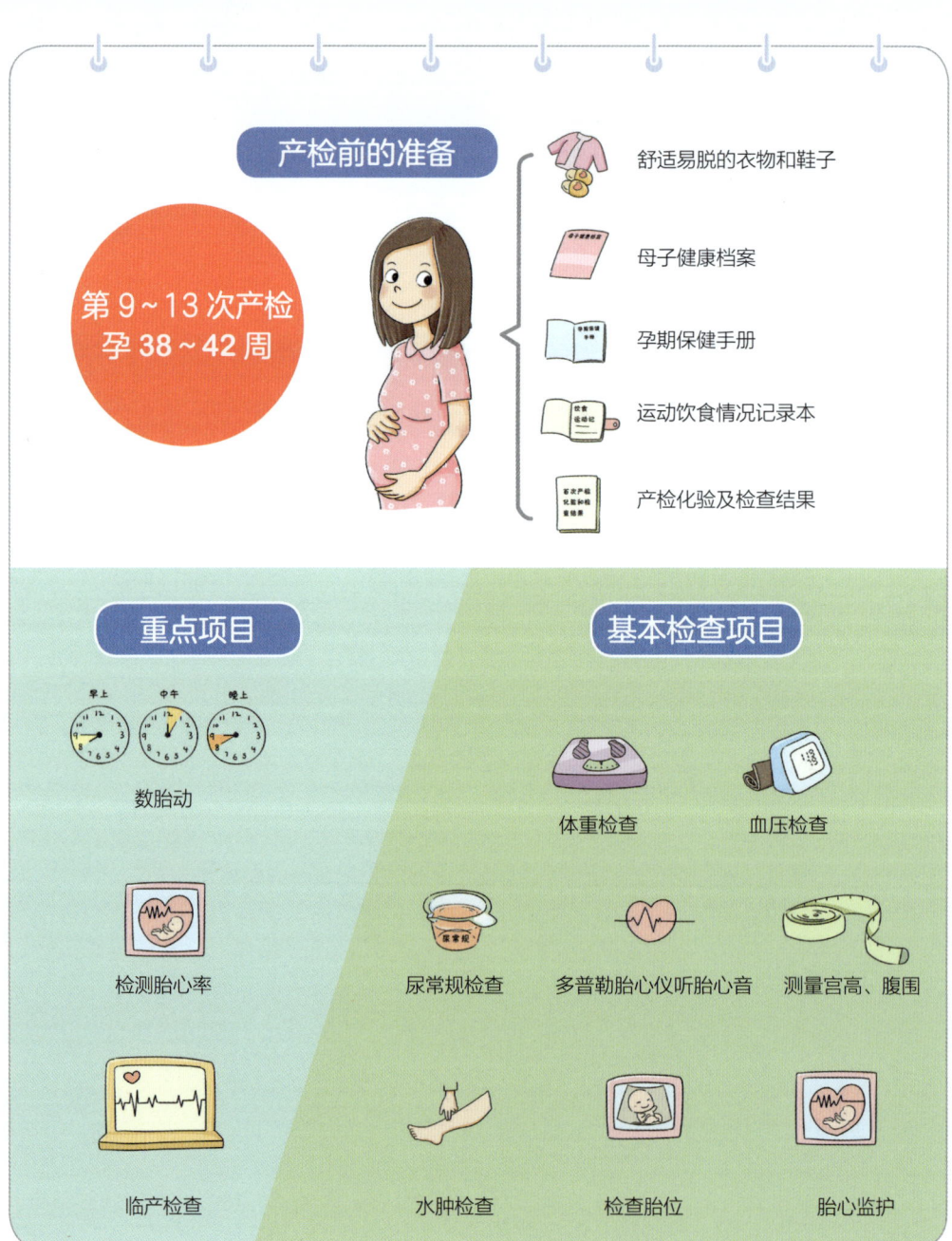

临产检查

检查阴道的情况，判断分娩进程

分娩过程的进展具有一定的规律性。判断产程的进展是否正常，主要靠的是观察待产妇子宫颈口的进行性开大及胎儿先露部分进行性下降的情况，这两方面的检查必须通过阴道检查才能进一步明确。

阴道检查可清楚地了解子宫颈开大的程度，宫颈的位置和软硬度、胎头的位置、胎头有无变形及与骨盆的关系正确与否、孕囊是否突出、有无破水等情况。因此，在第一产程中，医护人员会每隔2小时做一次阴道检查，如果进展不好，即宫口不断开大而胎儿先露部分不下降，或者先露下降满意但宫颈不开大，或者两个都没有进展，就表明产程出现了问题，医生会根据情况及时处理。临产时，每个产妇都要与医护人员配合，做好这项检查。

羊水的状态，直接关系着宝宝的安危

大多数产妇是在胎膜破裂后羊水流出的。羊水的性状、量与胎心的变化同样重要，也是反映宫内状况的重要因素。一般来说，羊水是半透明的乳白色，内含白色的胎脂，还有胎儿的汗毛，以及胎儿脱落的鳞状上皮细胞。当羊水中混入少量胎粪时，羊水会变为黄色。当有比较多的胎粪排至羊水中时，尤其是当羊水量较少的情况下，羊水会变为绿色甚至深绿色，且很黏稠。

正常头位分娩的胎儿在产程中是不应该有胎粪排出的，只有在胎儿缺氧的情况下，胎粪才会排出，所以，如果看到羊水变黄、变绿时，就表明胎儿有缺氧的情况存在。羊水颜色越深，羊水量越少，情况就越不好。胎儿吞入这样的羊水，黏稠的胎粪通过气管吸入肺中，会引发气胸、肺动脉高压等疾病。因此，临产时如有破水情况，除了观察胎心状况外，还要密切观察羊水状态。

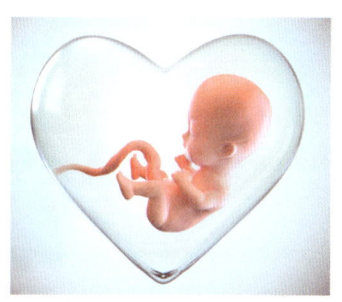

胎心监护，及时发现胎宝宝宫内状态

胎心反映的是胎儿在宫内的状态，当各种原因引起胎儿缺氧时，敏感的胎心就会出现变化。正常的胎心率一般为110～160次/分，胎心基线低于110次/分或高于160次/分都表明胎儿可能有缺氧迹象。所以临产时，要了解胎心的情况。随着科学技术的发展，胎心监护仪逐步得到了普及，目前许多医院都已经在生产过程中使用了。

胎心监护仪是利用胎心探头，固定于产妇腹部听胎心最清楚的部位，连续地记录胎心信号，并记录在胎心监测的图纸上，由此可以较长时间连续了解胎心的变化，还能记录子宫收缩的情况，了解胎心与宫缩变化的关系，因此使用胎心监护仪监测胎心和宫缩的变化是非常好的监护措施。

宫颈成熟度越好，分娩成功率越高

宫颈成熟度就是指宫颈变软、缩短、扩张的程度，是决定顺利分娩的前提。检查宫颈成熟度的目的在于，测评孕妈妈是否适合自然生产，与此同时，也可以避免过期妊娠的发生。

对于过期妊娠，有经验的医生会通过宫颈指诊来评估宫颈成熟度，从而考虑是否需要促宫颈成熟，即利用催产素诱发产痛，娩出胎儿。在决定催生前，必须接受密切的产前检查及胎儿检测。在开始催生前，产妇最好禁食数小时，让胃中食物排空，避免在催生时发生呕吐现象。另外，催生过程中，为观察有无宫缩过频，医务人员也会进行胎心监护。

> **Tips**
>
> **产检及待产的注意事项**
>
> 1. 宫缩过频须及时就诊。如果孕妈妈宫缩过频，每2～3分钟宫缩1次，并且每次持续时间较长，孕妈妈要及时去医院，让医生测评宫缩情况、查宫颈成熟度，决定是否需要住院待产。
>
> 2. B超检查前，孕妈妈最好提前预约检查时间，以免发生预约额满的情况，耽误检查时间。
>
> 3. 孕妈妈待产时不要过于紧张，可以听一些平时放松时听的音乐来减压。如果过于紧张或恐惧，会引起大脑皮质失调，导致子宫不协调，子宫颈口不易扩张，延长产程。相反，孕妈妈在放松的情况下，子宫肌肉收缩规律、协调，宫口就容易开大，产程进展会更顺利。当孕妈妈宫缩疼痛时，准爸爸可以按摩孕妈妈腹部两侧，揉揉腰部，以帮助孕妈妈缓解疼痛。
>
> 4. 孕妈妈调整好自己的情绪再去做检查，不要因为过度紧张而影响检查结果。

产前 B 超检查

产前 B 超检查的目的

孕 37~40 周，孕妈妈还会做一次 B 超检查，一般情况这是产前最后一次 B 超检查。这次 B 超检查主要是查看胎宝宝的大小、胎位、胎盘、羊水、脐带等情况，以全面了解胎宝宝出生前的情况。医生会根据这次 B 超结果评估胎宝宝的体重，为分娩方式提供参考。在检查中如果发现异常情况，医生会及时进行处理。

如果 B 超检查发现羊水过少、胎盘异常、脐带绕颈等情况，应参考胎宝宝的体重，决定是否需要剖宫产。

胎位不正怎么办

正常的胎位应该是头位，即胎宝宝头朝下，屁股朝上，但是也有臀位、横位等不正的胎位。胎位不正容易造成难产，因此胎位不正准备剖宫产的孕妈妈要比预产期提前 2 周入院，以免发生意外。

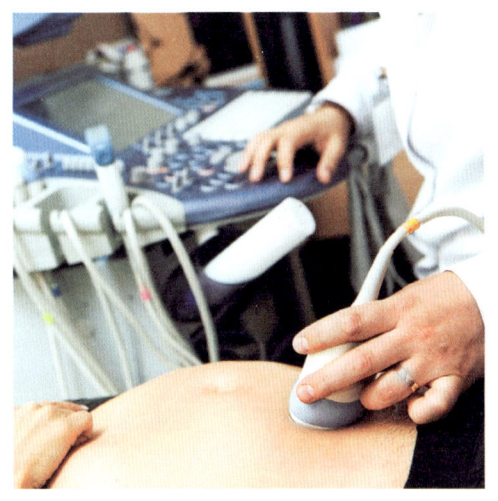

孕妈妈在做 B 超等产检项目时，要把自己身体的变化情况告诉医生，不懂的地方要多向医生请教，方便医生及时了解孕妈妈和胎宝宝的情况，保证生产顺利、母子健康。

产科医生重点提示

胎位不正易致脐带脱垂

胎位不正或破水容易导致脐带脱垂。

如果发生了脐带脱垂，胎头下降压迫脐带，就会容易阻断血液的供应，3 分钟就会造成胎宝宝严重缺氧。此时，医生会让孕妈妈以头低脚高的姿势躺下，并将胎宝宝上顶，保证胎头不压迫脐带，同时立即行剖宫产。

凝血检查

凝血是指血液由流动的液体状态变成不能流动的凝胶状态的过程。凝血检查主要是了解孕妈妈的止血功能有没有缺陷,事先有所准备,避免在分娩过程中因大出血而措手不及。下面教你如何正确解读凝血化验单。

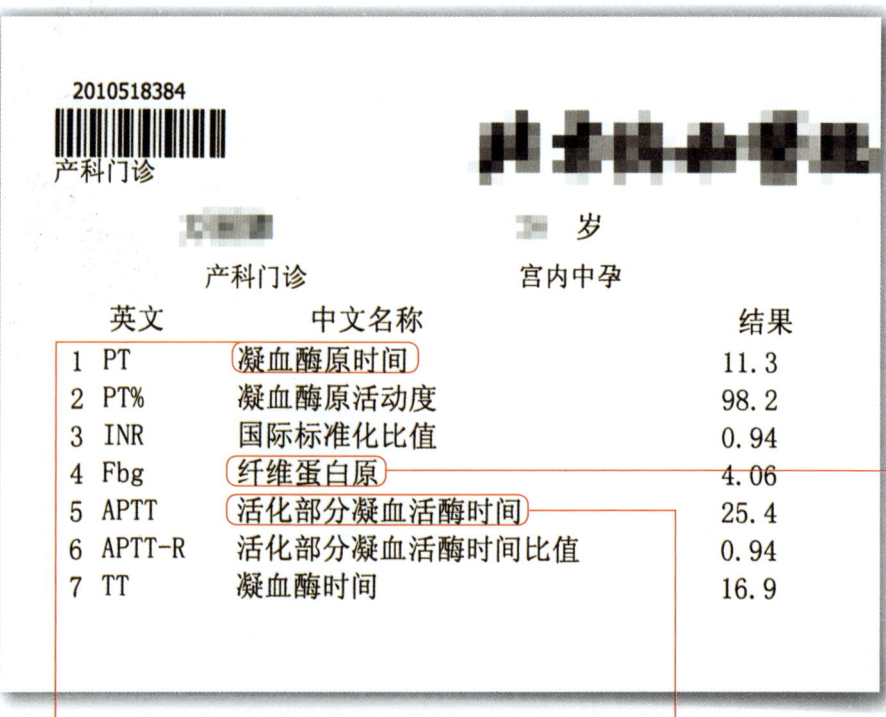

- **凝血酶原时间(PT)**
  参考范围为10.4~12.6秒。凝血酶是凝血酶原被激活而来的,凝血酶原时间也是凝血系统的一个较为敏感的筛选试验,主要反映外源性凝血是否正常。

维生素 K 有助于凝血

维生素 K 是一种有助于凝血的维生素,其在人体中起抗凝剂作用,能促使肝脏制造凝血酶原,所以又叫"凝血维生素"或"抗出血维生素",孕妈妈在孕期补充适量的维生素 K,可以预防产后大出血和新生儿出血症。

维生素 K 广泛存在于各种食物中,如菜花、南瓜、西蓝花、水芹、香菜、莴笋、小麦、玉米、燕麦、土豆、青豆、豇豆等。

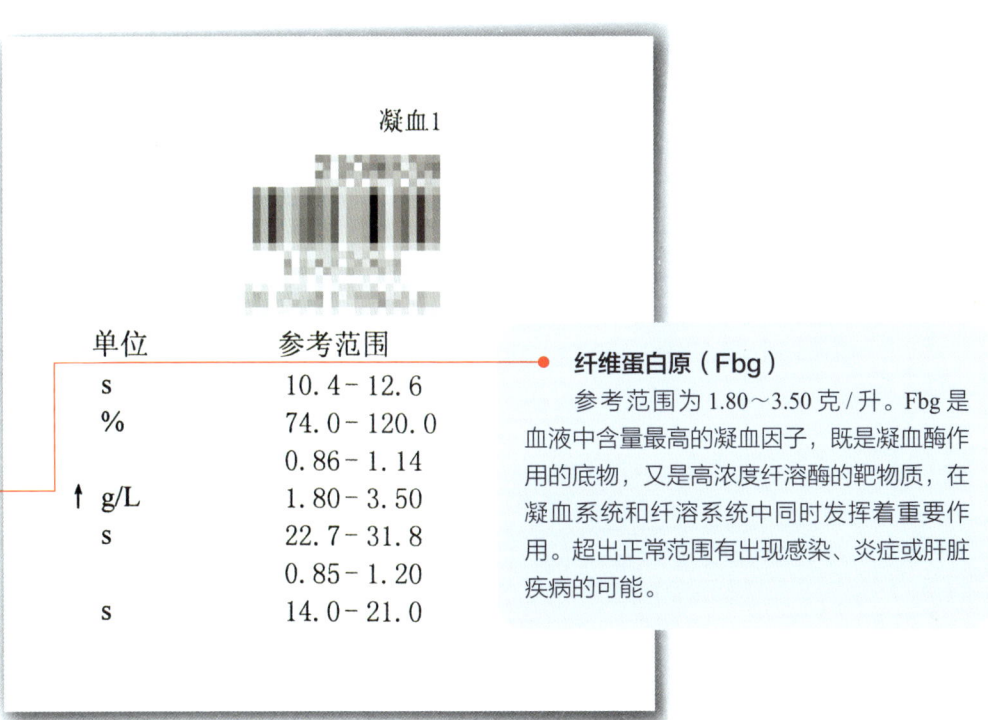

凝血 1

单位	参考范围
s	10.4 - 12.6
%	74.0 - 120.0
	0.86 - 1.14
↑ g/L	1.80 - 3.50
s	22.7 - 31.8
	0.85 - 1.20
s	14.0 - 21.0

纤维蛋白原(Fbg)

参考范围为 1.80～3.50 克/升。Fbg 是血液中含量最高的凝血因子,既是凝血酶作用的底物,又是高浓度纤溶酶的靶物质,在凝血系统和纤溶系统中同时发挥着重要作用。超出正常范围有出现感染、炎症或肝脏疾病的可能。

活化部分凝血活酶时间(APTT)

参考范围为 22.7～31.8 秒。APTT 主要反映内源性凝血是否正常。

临产征兆

一般来说，孕妈妈正式分娩前会有一些征兆，很多第一次做妈妈的人并不知道什么时候分娩才算正式开始。下面就简单介绍一下分娩的3个信号。

如果是顺产的话，分娩开始的3个信号是：见红、阵痛、破水。当这3个信号出现时，一定要做到心里有数，留心观察自己的身体变化，尽快通知家人，及时赶往医院。

见红，更接近分娩了

在分娩前24~48小时内，因宫颈内口扩张导致附近的胎膜与该处的子宫壁分离，毛细血管破裂经阴道会排出少量血液，与宫颈管内的黏液相混排出，俗称"见红"，是分娩即将开始的比较可靠的特征。

如果只是淡淡的血丝，可以不必着急去医院，留在家里继续观察，别做剧烈运动。如果出血量达到甚至超过平时月经量，且颜色较深，并伴有腹痛，就要立即去医院。

一般来说，见红后24小时内会出现宫缩，进入分娩阶段。

> **Tips**
> **估算好入院时间**
> 这里所说的入院时间，是以30分钟以内路程为基础的，如果距离医院比较远，要根据路况进行大致估算，甚至可以考虑出现征兆就去医院。

阵痛，分娩最开始的征兆

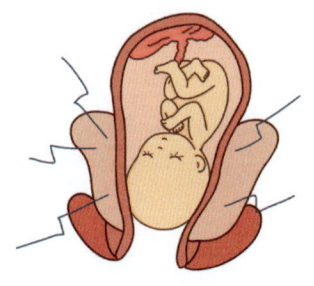

子宫的收缩

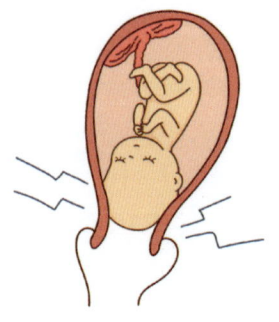

胎头伸长压迫产道

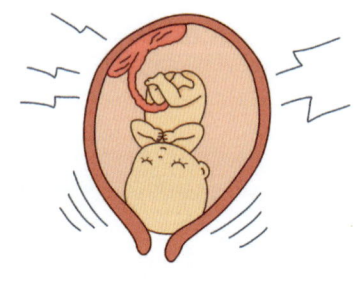

胎儿压迫骨盆及神经

阵痛也就是宫缩，只有宫缩规律的时候才是进入产程的开始，它是临产最有力的证据。如果肚子一阵阵发硬、发紧，疼痛无规律，这是胎儿向骨盆方向下降所致，属于前期宫缩，可能1小时疼一次，持续几秒即逝。当宫缩开始有规律，一般初产妇每10~15分钟宫缩一次，经产妇每15~20分钟宫缩一次，并且宫缩程度一次比一次强，每次持续时间延长，这就表示很快进入产程了。

破水，真的要分娩了

破水就是包裹胎儿的胎膜破裂了，羊水流了出来。破水一般在子宫口打开到胎头能出来的程度时出现。有的人在生产过程中才破水，有的人破水成为临产的第一个先兆。一旦破水，必须保持平躺，无论有无宫缩或见红，都应立即去医院。

区分羊水和尿液的方法：孕妈妈用力压迫肛门附近，不能停止的就是羊水，能停止的就是尿液；收缩阴道后，不能停止的是羊水，能停止的是尿液；羊水多为透明的，混合血丝，呈淡粉色，而尿液多是无色或者黄色；羊水无味，而尿液有氨水的味道。

❋ 破水后如何处理

1. 破水后，不管在何时何地，应立即平躺并垫高臀部，不能再做任何活动，防止羊水流出过多，脐带脱垂。
2. 立即去医院待产，在去医院的路上也要保持平躺并垫高臀部。
3. 如果阴道排出棕色或绿色柏油样物质，表示胎儿已宫内窘迫，需要立即生产。
4. 一般破水后6~12小时即可分娩，如果超过12小时仍然没有分娩迹象，大多会使用催产素娩出胎儿，以防止细菌感染。

用深蓝试纸监测是否破水

破水的迹象有时不明确，为了更好地判断，孕晚期的时候可以购买一些深蓝试纸备用。使用方法：打开深蓝试纸，取出棉拭子，将棉拭子放到阴道5~7厘米深处取样；拧紧，再旋回一体式采样装置；折断顶部的蓝色塑料棒，不断挤压缓冲液，让液体浸湿棉签，晃动采样装置；对准检测样品口滴几滴，待结果出现，对照说明书读取结果即可。

顺 产

自己生，大人孩子益处多

自然分娩对孕妈妈的影响

经历过分娩阵痛的孕妈妈更能体会到为人母的崇高和伟大，无形中与宝宝建立起了超越一切的深厚情感，同时也给了宝宝人生的第一次锻炼机会。

自然分娩的优点有： 创伤小、安全系数高、出血少、产后复原快、费用低、再次妊娠风险低，没有患剖宫产憩室、切口子宫内膜异位症等风险。

自然分娩对胎宝宝的影响

随着子宫有节律性地收缩，胎宝宝的胸廓也接受着有节律的压迫，肺部迅速产生一种肺泡表面活性物质，有利于肺部扩张，建立自主呼吸，分娩时经产道挤压，新生儿湿肺发生率降低；自然分娩的宝宝运动协调性高，神经、感官系统发育较好；分娩时受压，血液循环速度减慢，有利于血液充盈，兴奋呼吸中枢，建立正常的呼吸节奏。

顺产，可不是想生就生那么简单

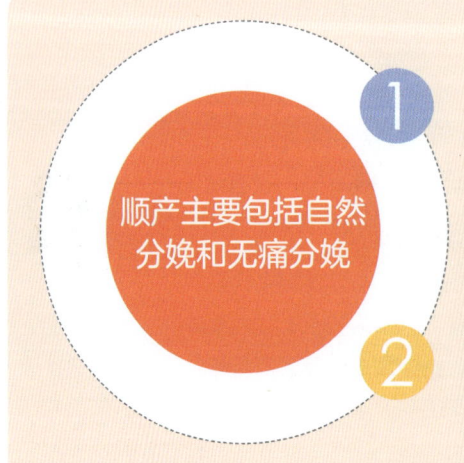

顺产主要包括自然分娩和无痛分娩

1 自然分娩

自然分娩指不使用麻醉剂，经由产道娩出胎儿的分娩方式。

2 无痛分娩

无痛分娩可以让产妇不再承受剧痛的折磨，在国外应用很普遍，近年在国内也较普及。无痛分娩可以消减女性对分娩的恐惧，帮助产妇在第一产程得到充足的休息，为娩出胎儿存储力量。

目前应用最为普遍的无痛分娩法为硬膜外阻滞镇痛分娩法,它的具体做法是将适量浓度的局部麻醉药及止痛药注射到孕妈妈的硬膜外腔,阻断其支配子宫的感觉神经,减少分娩时的疼痛。无痛分娩可以减轻孕妈妈分娩时的恐惧和分娩后的疲倦。

✱ 影响顺产的4大因素

孕妈妈能否顺产,主要由四个因素决定:产力、产道、胎儿和精神因素。

产力

产力是将胎儿和胎盘从子宫经产道娩出的力量,包括子宫收缩力、腹肌及膈肌收缩力、肛提肌收缩力,其中以子宫收缩力最为重要。

当宫口全开时,胎儿先露部分下降压迫骨盆底组织,腹肌及膈肌收缩力和肛提肌收缩力伴随子宫收缩力将胎儿娩出。

1、子宫收缩力——促使宫颈管缩短消失、宫口扩张、先露部下降及胎儿和胎盘娩出

子宫收缩力就是大家经常听到的"宫缩"。宫缩贯穿在整个分娩过程中,是子宫不随意出现的、规律的阵发性收缩。

临产后正常宫缩具有节律性、对称性、极性和缩复作用。其中宫缩的节律性是临产的标志。

临产开始时宫缩持续30秒,间歇5~6分钟,随着产程的进展,宫缩持续的时间逐渐延长,宫内压力逐渐升高,间歇时间逐渐缩短。每次宫缩都是由弱到强(进行期),维持一段时间(极期),再由强变弱(退行期),直到消失进入间歇期。

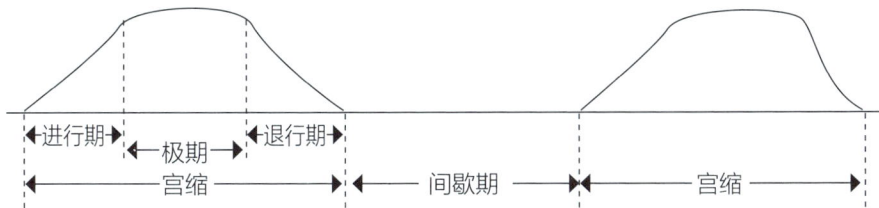

2、腹肌及膈肌收缩力——第二产程的主要辅助力量

腹肌及膈肌收缩力又称为腹压。进入第二产程,胎先露部分已经下降到了阴道,每当有宫缩时,腹肌及膈肌强有力的收缩使腹部压力增高,与宫缩同步,直到胎儿和胎盘娩出。需要注意的是,腹压使用不当,会造成孕妈妈疲劳和宫颈水肿,导致产程延长甚至难产。

3、肛提肌收缩力

可以协助胎先露部分进行内旋转,还能协助胎头仰伸和娩出,以及胎盘的娩出。

产道

　　骨产道和软产道两者中任何一种有异常，都会造成难产。在产前检查和临产检查中，医生会检查准妈妈的骨盆情况有无异常，以便选择正确的分娩方式。如果在产前检查中发现产道有问题，医生会告知准妈妈，可能需要提前入院，择期做剖宫产手术。

　　骨产道即骨盆，骨盆大小是决定准妈妈能否自然分娩的关键因素。因此，准妈妈要配合医生做好骨盆测量。

　　常见的软产道异常有子宫畸形，如双子宫、子宫纵隔，可能发生胎位不正或一侧子宫阻塞产道、子宫肌瘤、子宫颈肌瘤、子宫颈水肿、阴道横隔或纵隔等，都可能妨碍胎儿通过产道。

胎儿

　　如果胎儿大小适中，胎位正常，在产力推动下，会顺利地通过产道分娩。如果胎儿在准妈妈子宫内的位置不正常、胎心异常、羊水污染，或胎儿在宫内发育得过大（体重大于4000克），或存在先天畸形，都会影响正常的分娩过程，造成难产，有时还会造成母婴严重损伤或死亡，必须在早期发现并及时处理。

精神因素

　　孕妈妈的心理波动会直接影响分娩是否顺利。

　　如果孕妈妈始终处于对分娩的紧张和对疼痛的恐惧中，极有可能导致宫缩乏力、宫口扩张缓慢、胎头下降受阻、产程延长等情况。情况严重者甚至会造成胎儿窘迫、产后大出血。

　　保持良好的心态对分娩很重要。如果孕妈妈在分娩中有较好的控制能力，能提高对疼痛的耐受性，并能运用孕期所学的技巧减轻压力和疼痛，产程就会很顺利。

要想生得快,最好做做助产运动

孕晚期由于胎宝宝变大,骨盆会产生明显的疼痛和不适。此外,会阴部有压迫感和小便次数增多的情况也常有发生。以下运动可以降低尿失禁的发生概率,如果有尿失禁的情况,可以使用卫生巾。

✽ 猫式伸展

跪在床上,用双臂支撑起身体,让头部、背部和臀部保持在一条直线上,吸气时腰背部弓起,呼气时腰背部下沉,或是左右摇摆臀部。重复做20次。

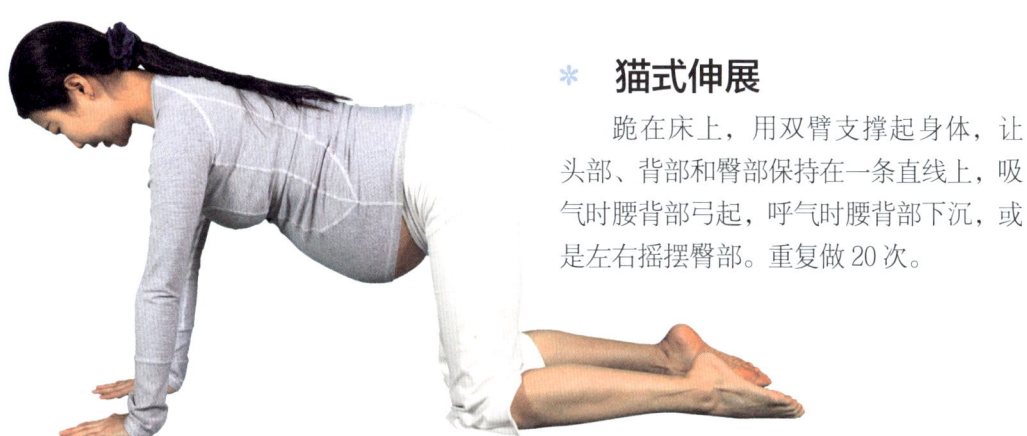

✽ 缩紧阴道

1. 平躺,吸气,同时慢慢地从肛门开始尽量用力,直至紧缩阴道,从1数到8,注意不要把力量分散到其他部位。
2. 呼气,同时慢慢放松下来。重复5次之后侧躺休息。

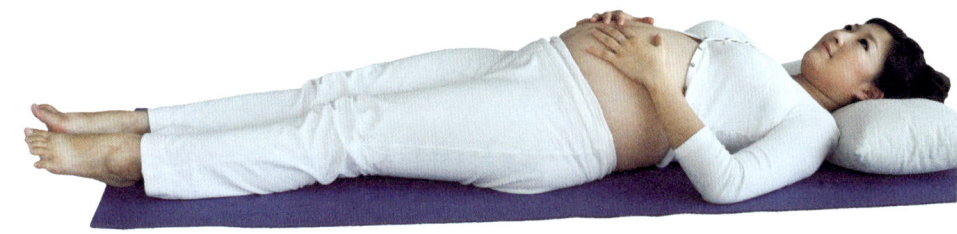

✽ 抬腿运动

1. 平躺的姿势下,呼气的同时将膝盖向上举。
2. 用鼻子吸气并恢复平躺姿势,重复5次之后侧躺休息。

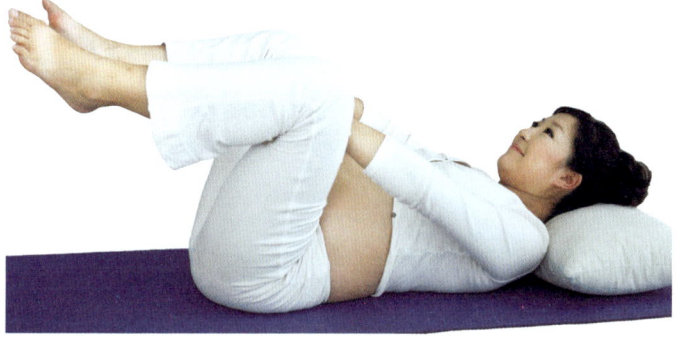

细说产程,消除您生产的担忧

产程是指从开始出现规律宫缩到胎盘娩出的全过程。

第一产程:子宫颈扩张期——从规律宫缩到宫口开全

宫颈口扩张期

宫颈口扩张期指宫缩开始至宫颈开全的过程。根据子宫颈的扩张程度可分为潜伏期与活跃期。潜伏期:子宫颈消失至宫口开大到 6 厘米,子宫会产生渐进式收缩,并产生规律阵痛。活跃期:子宫颈扩张从 6 厘米至开全。初产妇第一产程需经历 10～12 小时;经产妇需经历 6～8 小时。

宫颈口扩张期过程见下图。

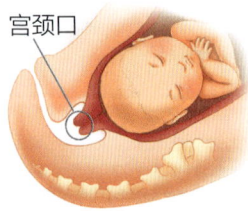

产程开始前的宫颈口

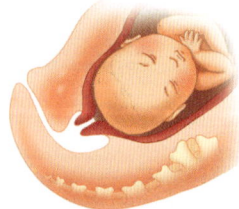

宫颈口已经开始打开

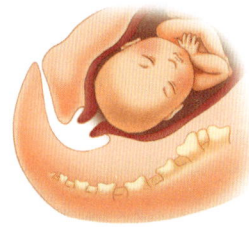

宫颈口继续打开

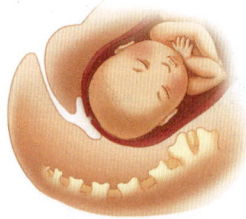

宫颈口开始缩回

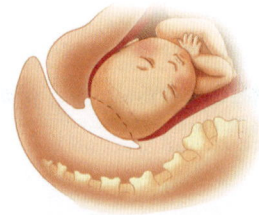

宫颈口完全缩回,宝宝的头开始进入阴道

第二产程：胎儿娩出期——从子宫口开全到胎儿娩出

胎儿娩出期

第二产程是胎儿娩出期，是指宫颈口开全至胎儿娩出所经历的时间。这段时间宫颈口已经全开，胎膜已破，宫缩痛感明显减轻，宫缩的力量更强。子宫收缩越来越紧，每次间隔为1~2分钟，持续1分钟左右，胎儿下降很快，迅速从宫颈口进入产道，又顺着产道达到阴道口露头，直到全身娩出。

胎儿娩出后，新妈妈会感到特别轻松。第二产程初产妇一般需要1~2小时，经产妇则只需要半小时。

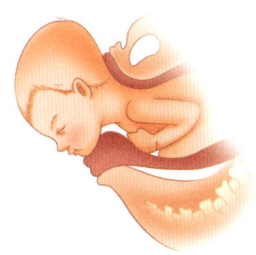

宝宝的头完全娩出

全方位详解第二产程

1. 胎头靠近阴道口。此时，胎头移动至接近阴道口，压迫骨盆底，外阴和肛门部位会显得膨出。渐渐就可以看见胎头顶部了，胎头随着宫缩会向前移动。当宫缩消失时，胎头可能会少许后退，不要因此而泄气，这是正常的。

2. 可以看见胎头顶部了。当看到胎头顶部时，不要因为想让宝宝快点娩出而太过用力，因为胎头娩出过快可能会造成会阴撕裂或胎儿窘迫，不得不实施会阴切开术。此时应放松，调整呼吸，慢慢来。

3. 胎儿头部娩出。胎儿头部娩出时，往往面部朝下。医生会检查胎儿颈部，看看是否被脐带缠住。然后，将胎儿头部转向一侧，让头部和两肩保持在同一条线上。

4. 胎儿全身娩出。子宫继续收缩，宝宝身体从母体滑出。医生会把手放在他的腋窝下，将他扶出并放在新妈妈的腹部。这时新生儿还连着脐带，皮肤上覆着胎脂。医生会清洁新生儿的呼吸道。

孕妈妈所要知道并配合的事

1. 要有强烈的分娩愿望。在分娩时，产妇应该做深呼吸，使给子宫压力的横膈膜下降促使胎儿的娩出，然后屏住呼吸，双膝略弯曲并往下用力。

2. 肌肉用力。产妇所有的肌肉作用力都应该往下、往外，平稳、持续、渐进，使得阴道组织和肌肉有时间伸展和容纳胎头，从而避免会阴撕裂和会阴侧切。

3. 在宫缩时施加产力。在宫缩中施加产力能协助子宫娩出胎儿，因此产妇应该在宫缩强烈的时候施加产力。

4. 学会放松。产妇在分娩时，应该放松盆底和肛区这部分肌肉。

第三产程：胎盘娩出——从胎儿娩出到胎盘娩出

第三产程指从胎儿娩出到胎盘娩出的这段时间。此时宝宝已经出生了，但胎盘尚没有娩出，新妈妈过一会儿就会感受到子宫收缩，后胎盘娩出。这一过程需要5~15分钟，一般不超过30分钟。

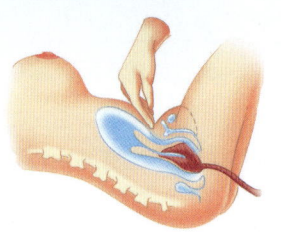

医生按压腹部和子宫，加速胎盘的排出

新妈妈的情况

宝宝娩出后，新妈妈会顿感腹内空空，产道也如释重负。由于整个产程消耗了新妈妈很多的精神和体力，新妈妈会有身心疲惫不堪的感觉。尽管如此，孩子的出生还是会让新妈妈的内心充满幸福感和喜悦感。

小宝宝的情况

随着第一声啼哭，小宝宝建立了自主呼吸，脐带剪断后，宝宝从此成为单独的个体。

准爸爸重点看

陪产期间你该怎么做

* **充分了解分娩知识，陪产时积极配合医生**

对孕妈妈来说，如果分娩时准爸爸能够在身边陪产，会给孕妈妈很大的鼓励。当然，前提是准爸爸已经了解了相关的分娩知识，能够带给孕妈妈更多的正能量。

1. 打算陪产的准爸爸们，陪产前一定要接受全程的孕期教育培训，要经常和产科医生进行必要的沟通。

2. 全面了解孕中和分娩时妻子可能出现的种种情况，全面掌握分娩过程中支持和安慰妻子的技巧，比如引导妻子调整呼吸等。

3. 在陪产时准爸爸要积极配合医生，不能乱加"指导"和指责。

* **准备好孕妈妈补充体力的食物**

准爸爸可以为孕妈妈准备好食物，包括充足的水、点心及她平时喜欢吃的小零食，再带一些巧克力，在阵痛尚未达到高峰时，准爸爸还可以为她准备三餐，以帮助孕妈妈补充热量和体力。对于产程较长的孕妈妈，准爸爸可能要强迫她进食，以保证她在生产时有力气。

* **帮孕妈妈按摩**

准爸爸握拳，以手指背面轻压孕妈妈的背部，可以有效帮助她缓解疼痛感。

缓解分娩痛的方法

分娩预演

提前了解分娩的全过程

分娩预演就是医院为孕妈妈模拟一个完整的入院、待产、分娩过程。包括从有临产症状到接诊，再到产床模拟分娩等各环节，让孕妈妈熟悉临产时的流程和产房的环境、设施，做到心中有数，消除恐惧，轻松分娩。

按摩

放松肌肉减轻疼痛

合理地按摩可以放松肌肉，从而减轻分娩痛。如果有丈夫陪着待产，可以让他帮助孕妈妈按摩觉得不舒服的位置。一般来说，肩部和颈部按摩会让孕妈妈觉得舒服，缓解宫缩带来的疼痛。

推荐减轻疼痛的按摩法：吸气时，双手分别从两侧下腹部向腹部中央慢慢按摩；呼气时，从腹中央向两侧按摩。每分钟按摩的次数和呼吸次数相同。

产前温水浴

减轻疼痛缩短产程

为孕妈妈介绍一种缓解阵痛的方法——温水浴，以帮助孕妈妈顺产。

温水浴在孕妈妈进入产房前进行。借助温水的浮力作用，可以促进宫颈口张开，既可以缓解孕妈妈的紧张情绪，又可以减轻疼痛、缩短产程，促进分娩顺利进行。

做好心理建设

不紧张 不焦虑 不恐惧

孕妈妈放松、稳定的情绪,是自然分娩顺利进行的重要条件。焦虑、紧张等不良情绪会影响孕妈妈的心情,消耗体力,使其对疼痛越发敏感,疼痛加剧,同时也使大脑皮层处于受抑制状态,减少催产素的分泌,增加儿茶酚胺的分泌,导致子宫收缩乏力,影响胎儿的下降及转动,延长产程。因此,孕妈妈要有良好的心理状态。

音乐

减轻焦虑与疼痛

分娩过程中听点轻松而熟悉的音乐,能帮助孕妈妈转移注意力,放松心情,减轻分娩疼痛。

听觉中枢和抑制痛觉中枢在大脑中的距离很近,在专业音乐心理治疗师的指导下,可以通过音乐对大脑的刺激,分泌内啡肽类物质,把视觉中枢调节至兴奋状态,抑制痛觉中枢,从而降低痛感。

音乐可以缓解焦虑,加速分娩进程。孕妈妈此时听的最好是平时进行放松训练时使用的音乐。

注意饮食

产前吃饱肚子才有力气生娃

有些顺产妈妈因为产前没吃东西或者只吃了很少的东西,分娩时体力很快就消耗光了,这在分娩时是很吃亏的。顺产前要吃点东西才有体力,可以吃点巧克力或参片,喝点功能性饮料等。

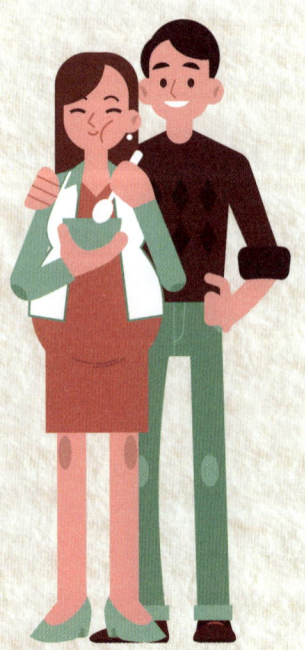

无痛分娩

没有生理性疼痛

硬膜外麻醉无痛分娩可以直接帮助孕妈妈从生理上消除痛苦。

硬膜外麻醉是目前国际医学界应用最广泛的无痛分娩方法，它是由麻醉师从脊髓外层的硬膜腔外注射麻醉药，使孕妈妈保持清醒的头脑，放松骨盆腔肌肉，能极大地减轻疼痛，使产妇较轻松地度过分娩过程。

扫码获取
- 专家在线问诊
- 科学备孕攻略
- 孕期知识百科
- 膳食营养指南

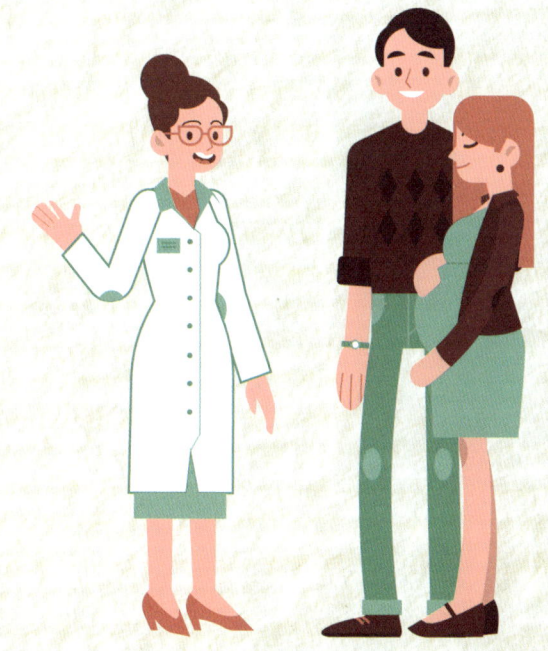

导乐

聪明的选择

孕妈妈如果对独自分娩心存恐惧，对准爸爸及亲人陪产又信心不足，那么为自己请一个经验丰富的随身"教练"——导乐是一个聪明的选择。

导乐会时刻陪伴在孕妈妈身边，教导孕妈妈如何呼吸、如何用力，给予孕妈妈各种技术支持和精神鼓励，并且，她会根据自身对分娩的体会和经验，提供有用的方法和建议，这样可以有效缓解孕妈妈的痛苦，促进分娩过程的顺利完成。

很多妇幼保健院都会提供助产导乐服务，收费一般在几百到几千元不等。孕妈妈可以根据分娩医院的不同进行具体咨询。

剖宫产

哪些孕妈妈需要剖宫产

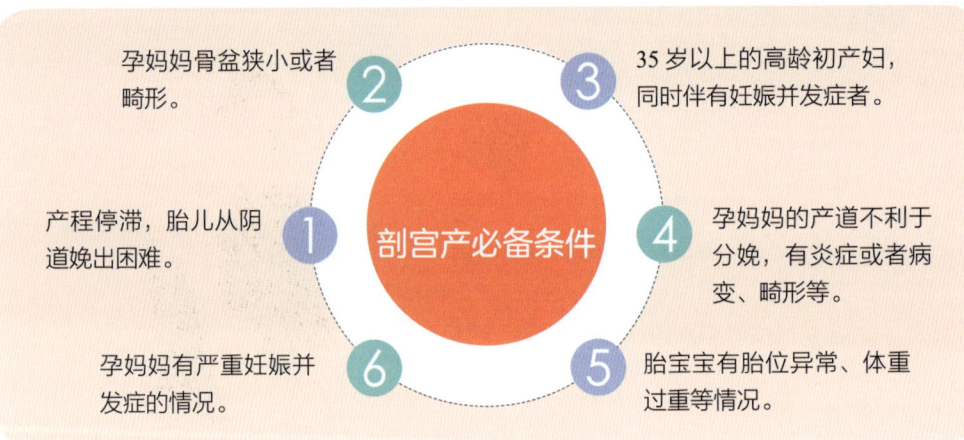

剖宫产必备条件

1. 产程停滞，胎儿从阴道娩出困难。
2. 孕妈妈骨盆狭小或者畸形。
3. 35岁以上的高龄初产妇，同时伴有妊娠并发症者。
4. 孕妈妈的产道不利于分娩，有炎症或者病变、畸形等。
5. 胎宝宝有胎位异常、体重过重等情况。
6. 孕妈妈有严重妊娠并发症的情况。

剖宫产手术的注意事项

术前8小时不要喝水

有实施剖宫产计划的孕妈妈，在手术前要做一系列检查，了解自己和胎宝宝的健康状况。手术前一天，晚餐要清淡，晚上12点以后就不要吃东西了，以保证肠道清洁，预防术中感染。术前8小时不要喝水，以免麻醉后呕吐，引起误吸。

剖宫产前莫紧张

剖宫产妈妈在术前可能会感觉紧张，可以通过提前了解剖宫产知识来缓解。现在的剖宫产手术技术很成熟，孕妈妈尽可以放心。家人的支持是孕妈妈最好的定心丸，因此家人要多鼓励孕妈妈。

保存体力休息好

剖宫产虽然不像自然分娩一样，需要消耗大量体力，但是剖宫产是一种创伤性手术，需要孕妈妈在产后用大量时间来恢复体力，因此产前要注意休息。

术前洗澡，清爽防感染

剖宫产是创伤性手术，产前清洁可以有效减少细菌感染的概率，因此剖宫产前最好洗个澡。此外，剖宫产后伤口不能沾水，因此有一段时间不能洗澡，只能进行擦浴。

剖宫产手术里的重中之重——麻醉

麻醉是剖宫产手术的重要环节。剖宫产手术一般采取区域性麻醉或者全身麻醉，每一种麻醉方法都各有优缺点、适应证和禁忌证。

1 区域性麻醉

剖宫产手术进行区域性麻醉时，会采用硬膜外麻醉，这种麻醉方法的优点是起效快、麻醉效果好。实施硬膜外麻醉时，麻醉师通常会在腰椎第四、五节之间，轻轻插入一根硬膜外管，药物经过管子缓慢释放，孕妈妈在清醒的状态下进行手术，但痛觉会消失。采用这种麻醉方法的妈妈，在手术台上即可听到刚出生宝宝的哭声，看到宝宝的性别和模样。

硬膜外麻醉后可以保留麻醉管，用于术后连接镇痛泵来镇痛。麻醉管可以保留到术后 24 小时，有效缓解术后妈妈的疼痛症状。

硬膜外麻醉容易引起低血压，产妇可能会感到暂时性的胸闷、头晕、恶心等，有些人还会感到身体轻飘飘的，有些产妇甚至会出现呕吐。

2 全身麻醉

全身麻醉是将麻醉药物经由静脉注射到孕妈妈体内，在孕妈妈进入睡眠状态后，进行气管内插管，插入的导气管会连接咽喉和肺部呼吸道。这种方法只有在紧急情况下才会采用。全身麻醉虽然用药量极少，但仍有少数新生儿出生后，因呼吸系统建立不良，需要进行气管插管，且进行全身麻醉时，产妇更容易发生误吸，从而影响换气功能。

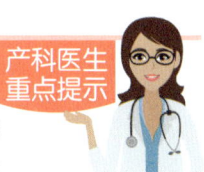

产科医生重点提示

如果您是瘢痕体质，若可以顺产，尽量不要剖宫产

瘢痕喜欢光顾有瘢痕体质的人，即使是很小的伤口，也会留下夸张的瘢痕，所以瘢痕体质的孕妈妈最好不要做剖宫产。如果一定要做，也要事前咨询医生，向他们寻求帮助，使瘢痕最小化。

剖宫产刀口，横的好还是竖的好

❋ 剖宫产刀口分类

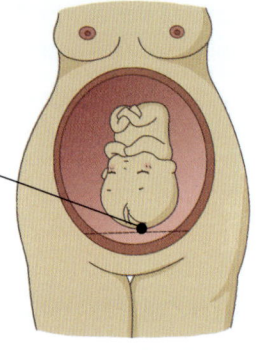
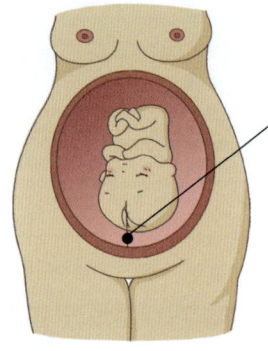

横伤口：
伤口在耻骨联合上方3~4厘米处，伤口长度10~15厘米。

纵切伤口：
伤口介于肚脐和耻骨联合之间的正中线，伤口长度10~15厘米。

横切伤口比较美观，是目前实施剖宫产最常采用的方法。纵切伤口是在紧急或较特殊的情况下才采用的方法。

切开子宫壁的伤口可分为三种，分别为子宫体部纵切、子宫下段纵切、子宫下段横切。目前最常采用的是第三种方法，第一种和第二种只在紧急情况下才会采用。需要注意的是，不管哪种切口，剖宫产后2年才可以再次妊娠。

❋ 子宫下段横切伤口

子宫下段横切伤口是目前实施剖宫产最常采用的方法，伤口约10厘米，破水后再娩出胎儿，然后缝合子宫肌肉层。

这种方法有如下优点。

1. 此处肌肉层较薄，出血较少。
2. 减少了腹膜炎或肠粘连的机会。
3. 此处的切口不是位于子宫分娩强有力的收缩范围内，因此伤口破裂的风险降低。

产科医生重点提示

剖宫产切口如何护理

1. 剖宫产前洗澡。手术后勤换药，保持伤口和环境的清洁，避免造成感染、血肿等，以免创伤面延期愈合。

2. 休息时，最好采取侧卧微屈体位休息，减少腹壁的张力。

3. 刀口结痂不要揭，否则会带走尚在修复阶段的表皮细胞，甚至撕脱真皮组织，并刺激伤口出现刺痒。正确的做法是等待伤口慢慢结痂，自行脱落。

需要"顺转剖"的情况

从孕妈妈的情况来看

已经注射了催产素,阴道塞了促进宫颈成熟的药物,但毫无临产征兆;临产后出现了子宫感染的情况;骨产道与宝宝大小相对不够;羊水三度浑浊。

从宝宝的情况来看

胎位转向不正,胎头不下;胎心过快或者突然下降;胎头难以入盆;胎头高位,宫口经过一段时间仍然无法完全打开;胎儿窘迫,即胎儿在宫内缺氧,或异常出血;脐带压迫或脐带脱垂。

剖宫产手术步骤

1. 麻醉师对产妇进行硬膜外麻醉或全身麻醉。医务人员会用碘伏对产妇的腹部进行消毒。

2. 医生会在下腹部建立竖切口或横切口,依次切开腹部皮肤、皮下脂肪、肌肉,切开子宫下段前壁和膀胱上部的腹膜,确认在不损伤膀胱及胎儿的情况下切开子宫壁肌肉,避开膀胱,切开子宫下部,然后就能看到包裹胎儿的胎膜。

3. 破开胎膜,让羊水流出,主刀医生伸手托住胎儿的头或臀的下方,轻轻地从子宫内拉出宝宝,另一名医生按压产妇子宫,向下推挤,胎儿娩出后,处理婴儿的口鼻,婴儿啼哭后切断脐带。

4. 胎盘会自然剥离娩出或人工剥离娩出。

5. 清点手术用物,确认齐全无残留后,缝合好子宫和腹部,手术即可结束。

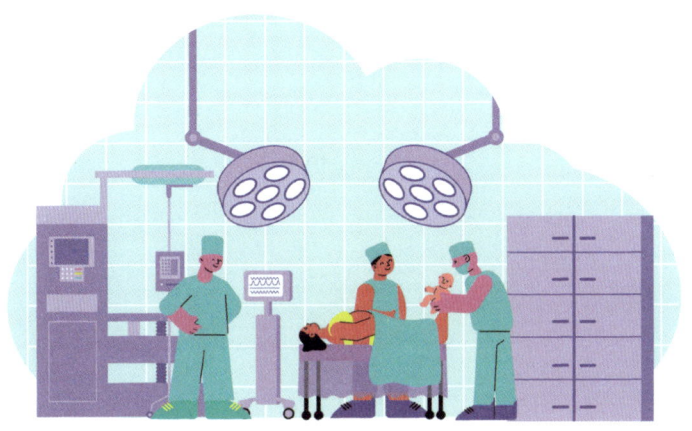

双胞胎、多胞胎的分娩方式

预产期来临前，要做好咨询

怀有双胞胎、多胞胎的孕妈妈，在预产期到来之前，应该就是否实施剖宫产的问题事先咨询医生，并与家人达成一致，做好充分的准备。

虽然自然分娩比较理想，但是为了确保安全，很多时候多胞胎最终实施的都是剖宫产。在预产期到来之前，孕妈妈要详细了解这两种分娩方式的知识，了解得越多，准备得越充分，分娩也就越顺利。

胎位合适，双胞胎也是有顺产希望的

双胞胎胎位合适的情况下更容易顺产。通常一个胎宝宝出生后，另一个会在 1 小时内出生。由于双胞胎的胎儿体形比单胎小一些，所以分娩也相对容易。双胞胎的宝宝，即使第一个胎宝宝会顺产，即头朝下进入产道，第二个胎宝宝的方向也可能相反，或屁股朝下，或双脚先出来。如果胎宝宝是横在产道口的，就只能实施剖宫产了。

为了宝宝的安全，多胞胎最好剖宫产

多胞胎的宝宝在分娩时相互挤靠，且处于活跃状态，容易造成胎盘紧缩、脐带缠绕，严重时还会威胁胎宝宝的生命安全，令产妇很痛苦。因此，多胞胎实施剖宫产的比较多。

在手术时，麻醉师先对产妇进行腰椎硬膜外麻醉，然后医生在产妇的腹部横向或纵向划口，把子宫打开，把胎宝宝一个个拿出来，将脐带剪断，拿出胎盘，然后缝合伤口。

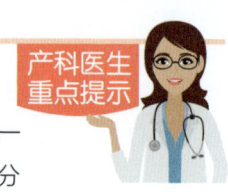

多胞胎的孕妈妈一定要提前入院

孕妈妈是双胞胎或者多胞胎妊娠时，如果出现宫缩等早产征兆，医生一般会建议提前住院，这样可以随时观察孕妈妈和胎宝宝的情况，及时采取分娩措施，保证母婴健康。

新生宝宝要做的检查

宝宝是否健康，阿普加（Apgar）评分说了算

✱ 什么是阿普加评分

宝宝出生后，会先做一个测试，叫阿普加评分，是医生通过对新生儿总体情况进行测定后打出的分数。这个评分主要是检测宝宝对子宫外的世界是否适应，以提醒医务人员更好地照顾宝宝。

✱ 阿普加评分的作用

阿普加评分是国际上公认的评价新生儿状态的、最便捷实用的方法。医生根据新生儿出生时的皮肤颜色、心率、喉反射、四肢肌张力、呼吸这5项指标给出评分，每项0~2分，满分10分。然后根据总分的多少判断新生儿的健康程度。

评分越高说明宝宝的情况越好，反之则说明宝宝出生前存在胎儿窘迫或出生后新生儿窒息的情况。

阿普加评分表

体征	0分情况	1分情况	2分情况
皮肤颜色	全身苍白	身体红、四肢青紫	全身粉红
心率	无	小于100次/分	大于等于100次/分
喉反射	无反应	有些动作，如皱眉等	咳嗽、恶心
四肢肌张力	松弛	四肢略屈曲	四肢屈曲，活动好
呼吸	无	浅慢、不规则	正常、哭声响亮

新生儿出生5分钟后评分仍然低的，需要在出生后10分钟、1小时继续评分。如果1分钟内评分为8分或是8分以上的则为正常的新生宝宝，约90%的新生宝宝都是这种情况。

新生儿阿普加评分标准

10分	7~9分	4~7分	4分以下
正常新生儿	需要进行一般处理	缺氧较严重,需要清理呼吸道,进行人工呼吸、吸氧、用药等措施才能恢复	缺氧严重,需要紧急抢救,行在喉镜直视下气管内插管并给氧

之后新生儿门诊及入学智测时均可能会问及宝宝出生时的评分,所以新妈妈要记住宝宝出生时的评分。

宝宝会在产房里做哪些基本检查

做过阿普加评分后,护士会给新生儿称体重、量身长、测头围及胸围,同时检查宝宝有无疾病,然后带宝宝去洗澡。

体重

正常足月的新生儿,体重在2.5~4千克。

身长

足月的新生儿平均身长为50厘米,不超过或不低于这个平均数的10%都是正常的。

头围

用布卷尺从新生儿额部右侧经过枕骨最突起点绕一周,正常的新生儿为34厘米左右,过大或过小都属于不正常。

胸围

用布卷尺由背后经肩胛骨下绕至两侧,经乳晕下缘达胸骨中线,取呼气和吸气时的平均值。正常胸围为31~33厘米,比头围小1~2厘米。同时要注意胸廓两侧是否对称,有无鸡胸、漏斗胸等状况。

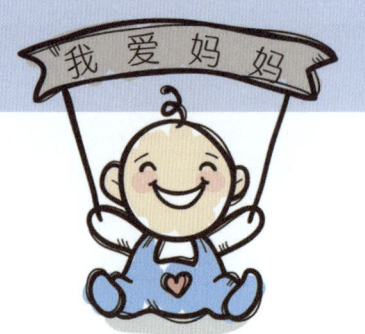

注射维生素 K，预防新生儿出血

维生素 K 可以帮助血液凝结，但是新生儿分泌维生素 K 的器官——肝脏尚未发育成熟，因此新生儿体内的维生素 K 水平通常较低，许多医院会在宝宝出生后给宝宝注射或打点滴补充维生素 K，有助于预防新生儿出血症。

验足跟血、接种疫苗、听力筛查、基因筛查

查验足跟血

新生儿出生 21 天后，医生会从他的后足跟抽血取样，检查其甲状腺功能，并检查他是否患有苯丙酮尿症的代谢性疾病。

如果新妈妈有某种疾病的家族史，也应该进行相应的检查。在不同的医院，检查项目也会有所区别。

乙型肝炎疫苗注射

新生儿出生后，医生会给其注射乙型肝炎疫苗。在宝宝 1 周岁之前，要给宝宝接种 3 次乙型肝炎疫苗。

听力筛查

新生儿听力筛查是对新生儿在住院期间进行的听力学检测。新生儿听力筛查是应用耳声发射、自动听性脑干反应和声阻抗等电生理学检测技术，在新生儿自然睡眠或安静的状态下进行的客观、快速和无创的检查，新妈妈不要担心它会对宝宝的健康造成不利影响。

第一次听力筛查未通过的宝宝，需要接受进一步的检查，最终确定是否真的存在听力损伤，并判断听力损伤程度和性质。

基因筛查

代谢性疾病筛查等 30 余种备选项目。

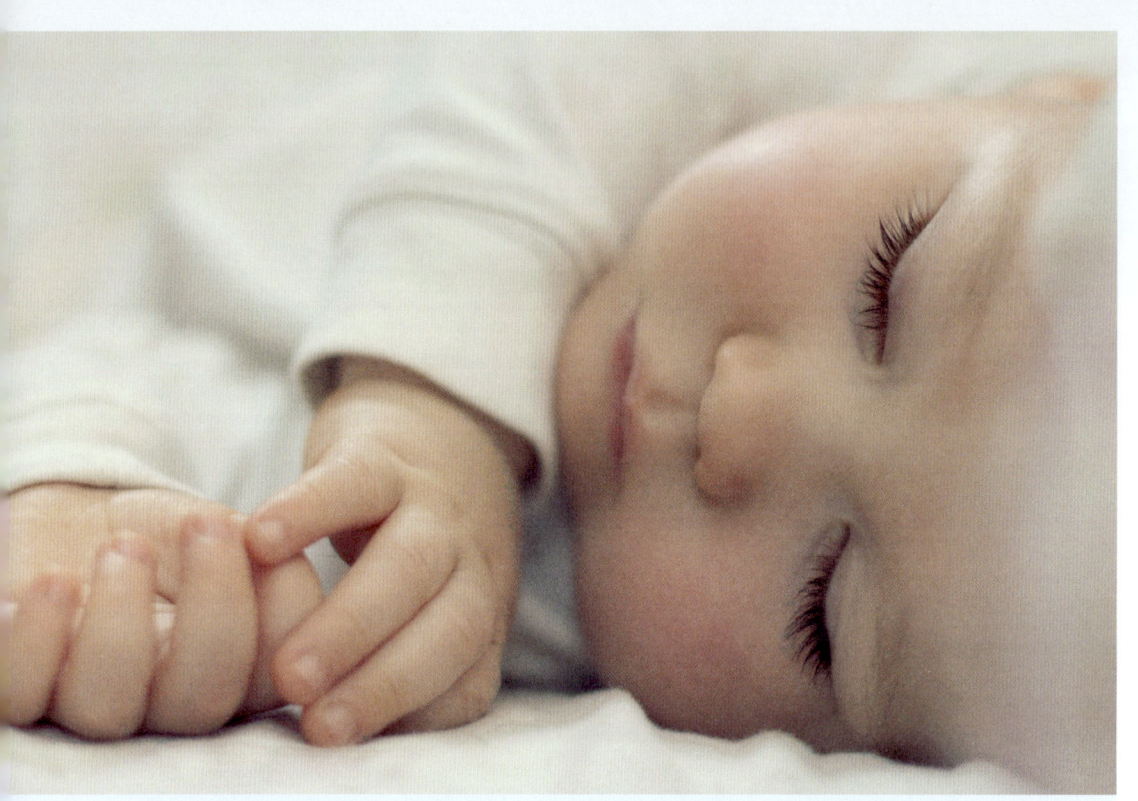

关注呼吸和监测微量血清胆红素

1 观察呼吸情况

剖宫产的宝宝一出生就会受到比自然分娩的宝宝更多的关注。

在他们娩出后,医护人员首先会检查他们是否有呼吸暂停、湿肺、发绀等情况,然后提醒新妈妈多注意宝宝吃奶情况、睡觉情况及精神状态等。如果发现宝宝有异常情况,新妈妈要及时咨询医生。

临床实验证明,剖宫产新生儿的高胆红素血症的发病概率比较高,因此建议剖宫产娩出的新生儿积极做微量血清胆红素的监测。微量血清胆红素水平高的宝宝要及时治疗。

2 做微量血清胆红素监测

网络热搜问答

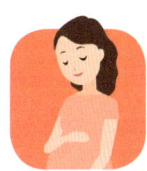

预产期过了好几天了，胎宝宝还没动静，怎么办？

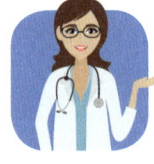

产科主任医师

这种情况称为过期妊娠。妊娠期超过42周，胎盘开始老化，不能供给胎宝宝足够的营养，会导致胎宝宝缺氧和营养障碍。过期妊娠的孕妈妈要及时住院，检查胎宝宝有没有宫内缺氧、是否为巨大儿、是否羊水过少等，并进行胎心监护，同时时刻观察有无临产征兆。

听医生的建议，及时终止妊娠：如果出现胎儿缺氧、胎儿生长受限、羊水过少、巨大儿或其他产科并发症者，可以采取剖宫产；宫颈成熟度较好，无产科合并症和并发症的孕妈妈，可以用人工破膜、注射催产素的方法引产。

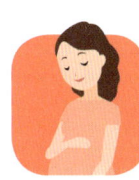

我属于高龄产妇，必须得剖宫产吗？

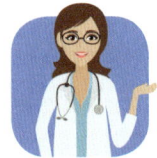

产科主任医师

如果孕期注意运动、饮食、产检、体重等，大多数高龄产妇是可以顺产的。值得注意的是，高龄产妇需要在孕17~23周做一次无创DNA检查或羊水穿刺，检查一下胎儿染色体。另外产前测量一下骨盆是有必要的，医生会结合孕晚期胎儿大小等情况决定是否顺产。

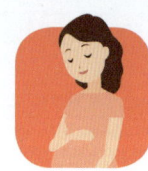

听说顺产的话也需要做侧切，为什么呀？

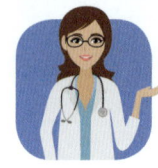

产科主任医师

如果出现以下情况，最好做会阴侧切，以免发生危险。

1. 会阴韧性差、阴道口狭小或会阴部有炎症、水肿的，胎宝宝娩出时可能会发生会阴部严重撕裂，最好做侧切。

2. 胎宝宝较大、胎头位置不正、产力不强、胎头被阻于会阴的，必须做侧切。

3. 35岁以上的高龄初产妇，或者有心脏病、妊娠期高血压疾病等高危妊娠者，必须做侧切。

4. 子宫口已开，胎头较低，但是胎宝宝心率发生异常变化，或者节律不齐，并且羊水混浊或混有胎粪者，必须做侧切，尽快娩出胎儿。

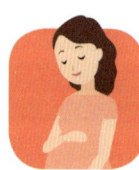

我想选择无痛分娩，可这个需要打麻药，会不会对孩子造成伤害啊？

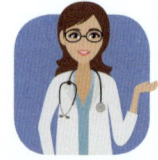

产科主任医师

无痛分娩是要打麻醉剂的。很多人担心麻醉剂对宝宝有影响，实际上，无痛分娩麻醉剂的使用剂量极少，只是剖宫产手术的1/20~1/10的量，所以其进入胎盘的概率非常小。正常情况下，医生技术过关，剂量得当，是不会伤害到宝宝的。

另外，无痛分娩可以减轻分娩的恐惧和产后的疲倦，使医护人员有更多时间照顾母亲和胎儿，一旦出现紧急情况，也可及时救治。

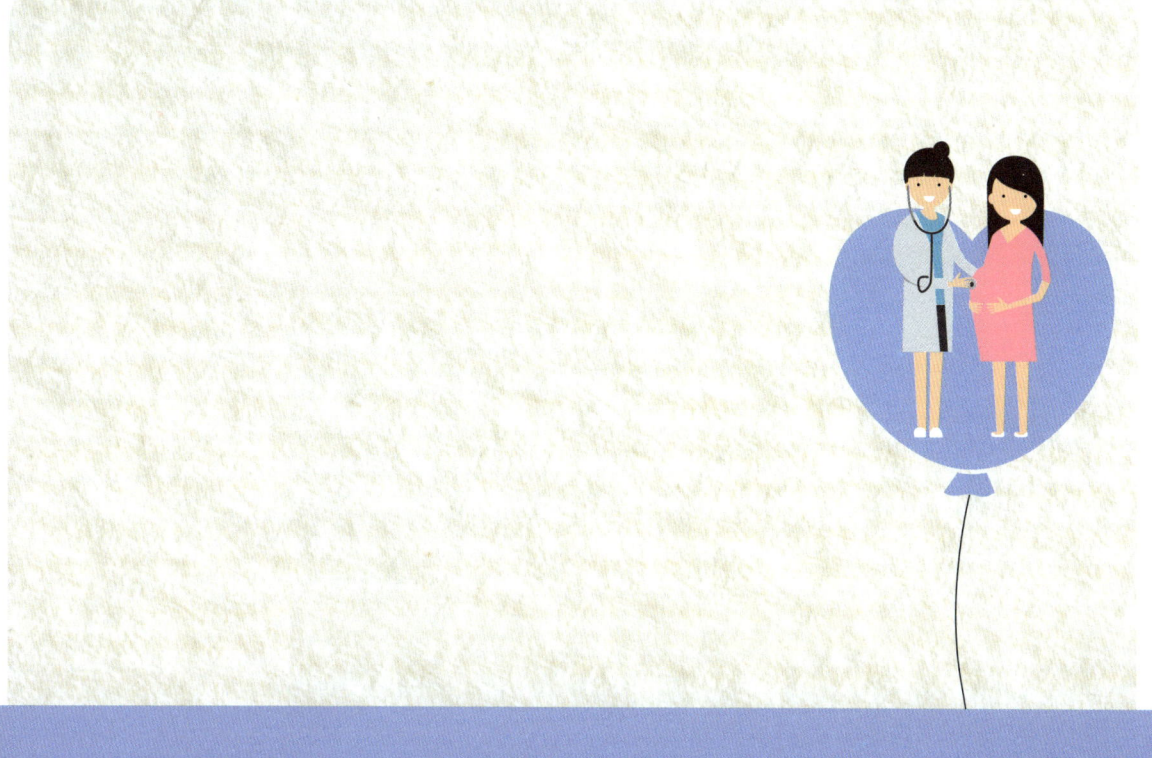

产后 42 天检查

产后新妈妈的身体变化

子宫复原

顺产/剖宫产妈妈： 产后变化最大的是子宫。随着胎宝宝和胎盘的娩出，子宫开始收缩、复原，主要是子宫的肌纤维恢复和子宫内膜再生。4周后，子宫恢复到正常大小，重50~70克；子宫完全恢复到原来的大小需要6~8周。子宫的缩小，主要是肌细胞体积的缩小而不是数目的减少。剖宫产妈妈的子宫会留下瘢痕，两年之内不能再次妊娠。

- 专家在线问诊
- 科学备孕攻略
- 孕期知识百科
- 膳食营养指南

扫码获取

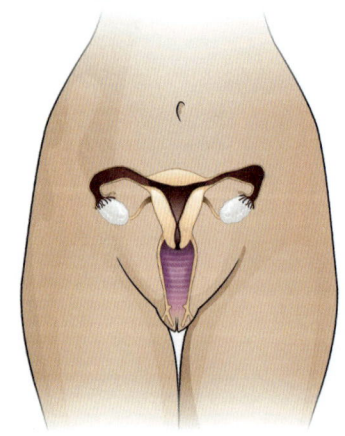

子宫恢复大概需要6~8周

子宫颈恢复

顺产/剖宫产妈妈： 分娩后，子宫颈呈现松弛、充血、水肿状态，随后子宫颈腺体的增生也渐渐地退化，约4周可恢复到没有怀孕的状态。顺产的妈妈，子宫颈会由未产时的圆形变成横裂口。

子宫内膜表层脱落、重生

顺产/剖宫产妈妈： 产后，残留的蜕膜开始分化成两层，表层会坏死，随恶露排出；底蜕膜则是重建子宫内膜的来源，在产后第3周左右，除了胎盘所处位置外，宫腔表面完全由新生内膜覆盖，胎盘所在部位完全重建要在产后6周。

盆底组织恢复

顺产妈妈： 分娩后，盆底肌和筋膜因分娩过度拉伸导致弹性减弱，且常伴有肌纤维部分撕裂。多做些盆底肌的康复训练，有助于修复盆底肌弹性。

阴道及会阴恢复

顺产/剖宫产妈妈： 生产时阴道会较为松弛、宽阔，产后妈妈的阴道腔逐渐缩小，阴道壁肌张力逐渐恢复；分娩过程中胎儿在通过阴道时造成局部肿胀和轻微撕裂，1周左右的时间就能恢复；产后约3周，黏膜皱襞重新出现，但达不到原先的紧张度。整个恢复过程约需6周，但阴道一般不能完全恢复到生产前的状态，要比怀孕前松弛。

输卵管恢复

剖宫产妈妈： 剖宫产本身不会引起输卵管堵塞，但如果术后不注意活动，可能会造成输卵管粘连，所以剖宫产的妈妈产后应注意进行适当活动。

卵巢恢复

顺产/剖宫产妈妈： 产褥期一般不排卵，未哺乳的妈妈一般在产后6～8周才会排卵；哺乳的妈妈，什么时候排卵、来月经取决于哺喂时间的长短，一般在28周左右才开始排卵。

心脏系统恢复

顺产妈妈： 产后，因胎盘消失及周边组织间液回流到血管，促使多余的液体回到循环中，产后短时间内心血管输出量很高，随后心血管输出量降至生产前的40%，2～3周后可恢复到未怀孕时的状态。

泌尿系统恢复

顺产/剖宫产妈妈： 怀孕时，会导致肾盂、输尿管的扩张，在产后2～8周逐渐恢复正常。怀孕期间，孕妈妈的体内滞留了大量水分，所以产褥初期尿量明显增多。

消化系统恢复

顺产/剖宫产妈妈： 生产后，肠道的正常蠕动会逐渐恢复，大约2周后，胃肠道的蠕动就可以恢复正常。

由于产后新妈妈大多躺在床上，加上腹部肌肉松弛，肠蠕动弱而慢，产后最初几天，新妈妈几乎都会出现便秘问题，所以产后要适当活动，除了补充富含蛋白质的食物外，还应注意多吃蔬菜和水果，如遇到排便不顺的情况，可使用软便剂或灌肠。

乳房的变化

顺产/剖宫产妈妈： 一般来说，产后第2~4天，乳房开始充血、发胀、发硬、压痛，随之有灰白色或淡黄色的乳汁分泌，这就是初乳。

初乳是分娩后5天之内的乳汁。初乳中含有大量蛋白质、矿物质及免疫球蛋白，也有少量糖和脂肪，可使新生儿获得对某些疾病的免疫力，应尽可能地让宝宝充分吸吮，不要因为这时期妈妈的奶量不多而放弃母乳喂养；数日后乳汁变为白色，脂肪含量增多，变稠，就变成熟乳了。乳汁分泌的多少与乳腺的发育、妈妈的身体状况及情绪有关。产后新妈妈要注意摄取充分的营养，保证充足的睡眠，保持愉快的心情，增加宝宝吸吮乳头的频率，适当地按摩乳房，以利于乳汁的分泌。

此外，有的妈妈产后在腋窝下可以摸到硬块，挤压时可见少量乳汁，这是副乳腺，一般在哺乳期结束后可自行消退。

乳腺小叶： 为了适应乳房变大的需要，乳腺小叶开始增生。

乳腺管： 乳腺管中会流出乳汁，缓慢流向乳头。

乳晕： 产后乳晕的颜色会变得暗沉、发黑。

乳头： 产后乳头颜色会加深，变得很脆弱，轻轻一碰就会疼。为了避免乳头疼痛，可以用乳头保护罩加以保护。

泌乳的生理原因： 宝宝出生后胎盘随之娩出，于是雌激素在体内的浓度明显下降，从而解除了对催乳素的抑制。催乳素发挥作用，乳汁也随之而来。

新生宝宝的身体变化

新生儿的外观

足月的新生儿，头发清楚可见，已无胎毛，身上覆有一层胎脂。耳部软骨发育良好，有弹性。可在乳腺上摸到结节。指甲长到指端，整个手掌、足底纹路交错分布。男婴的睾丸已降至阴囊，阴囊有皱褶；女婴的大阴唇完全盖住小阴唇。

早产儿头发稀少而短，仍有胎毛，耳部柔软且与颅骨相贴，乳腺摸不到结节，指甲尚未长到指端，掌心、足底皱褶少，男婴的睾丸未降至阴囊，女婴的小阴唇突出。

新生儿的体重

胎龄为37～42周，体重在2500～4000克，身长约50厘米的新生儿，为正常新生儿。

胎龄大于28周、未满37周的新生儿，称为早产儿，一般出生时体重小于2500克，身长小于45厘米。

定期测量体重是了解宝宝生长发育情况的例行工作，称为生长发育监测。新生儿在出生后1周内，体重会下降6%～9%，这是正常现象。1周以后，新生儿体重会迅速增加，每天增加25～30克。

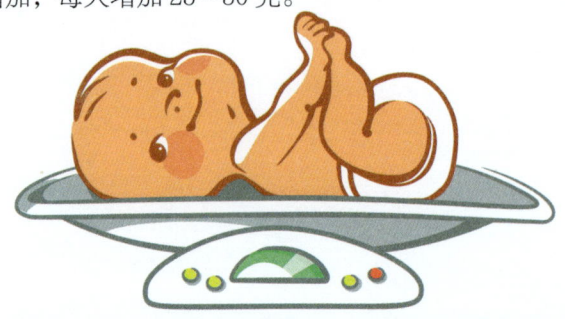

新生儿的头围和囟门

头围和囟门是反映宝宝是否有脑部和全身疾病的重要指标。在正常状况下，囟门直径要小于5厘米。

如果发现新生儿的囟门隆起或凹陷都是不正常的，要带新生儿到医院检查。后囟门位于枕骨与顶骨间，较前囟门小，几乎是闭合的。后囟门大多在宝宝6～8周时闭合，前囟门闭合时间较晚，在16～18个月时闭合。

头围就是用皮尺量宝宝头部所得的周长。新生儿头围为34厘米左右，出生1个月后，头围会增加1.2厘米，头围一般大于或等于胸围，到1岁后胸围会一直大于头围。

Tips

不要用力按压前囟门

前囟门位于头部中央的稍前方，很柔软，且此处无头骨，所以不能用力按压。前囟门在不停地搏动，因而俗称"命门"或"跳门"。囟门可反映某些疾病状态，如：在维生素A、维生素D中毒时，前囟门会隆起；脑内发炎时前囟门也会隆起，如脑炎、脑膜炎等；佝偻病患儿前囟闭合延迟，呆小病及一些生长过速的婴儿前囟门闭合也会推迟。

新生儿的身长

身长是仅次于体重的、能够反映宝宝健康状况的指标。必须定期测量宝宝身长，以了解宝宝的生长发育情况。正常新生儿出生时身长约50厘米。新生儿第一个月身长会增加3～3.5厘米。

- 专家在线问诊
- 科学备孕攻略
- 孕期知识百科
- 膳食营养指南

扫码获取

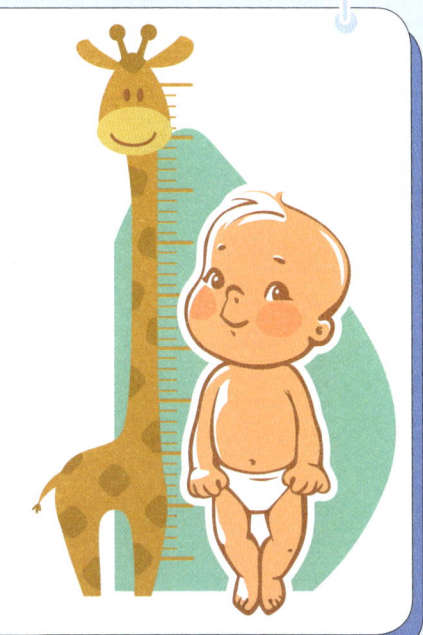

新生儿身体系统发育的生理特点

✳ 体重减轻

出生后的前5天，新生儿的体重会下降6%~9%。这是因为新生儿刚开始无法充分地摄取奶水，同时呼吸、排尿、排便等也会带走体内的一部分水分。但这只是暂时性的，等到新生儿学会吸奶、妈妈乳汁大量分泌时，体重便会以每天25~30克的速度增加。

为了更好地检测新生儿的发育状况，最好购买一个体重秤，经常对新生儿进行测量。

> **Tips**
>
> **定期测量新生儿体重很有必要**
>
> 体重是反映新生儿生长发育情况的重要指标，也是判断新生儿营养状况、计算药量、补充液体的重要依据，所以要定期测量新生儿体重。

✳ 脐带脱落

新生儿的脐带具有黏性，但几天之后就会干燥，且在2周内自行脱落。脱落前后都要经常消毒并保持干燥清洁。

✳ 脱水热

在新生儿体重减轻期间，有时会出现38℃以上的高温，称为"脱水热"。这是由于乳汁摄取不足，再加上新生儿体温调节功能尚不完善，保暖过度所致。这种现象会在妈妈乳汁分泌充足之后消失。

✳ 出现黄疸

刚出生后的2~3日，新生儿的皮肤可能会呈现黄色，这是生理性黄疸，约有4/5的新生儿会发生这种现象。黄疸现象在出生后1周内表现得最明显，在10~14天后会自然消失。但是，出现黄疸现象也有可能是由Rh因子和A、B、O血型不合等因素导致的，所以请务必注意。如果新生儿黄疸严重，且黄疸现象持续2周以上不消退，颜色越来越浓，就表示已呈病态，应立刻去医院就医。

✳ 皮肤的变化

新生儿的皮肤呈现红色，这是由于婴儿皮肤薄、皮下毛细血管显露所致，而到产后3~4日皮肤会开始发白，并且一碰触就会产生脱皮现象，这是所谓的生理性落屑，可视为体垢掉落。

✳ 排便、排尿

这是宝宝消化、排泄系统健康的表现。新生儿首次排便，通常呈墨绿色或是黑色黏稠状，在吸奶以后会排泄出黄色的软便。尿液在出生后不久可能会呈茶褐色，那是因为尿液中含尿酸盐的缘故，不用担心。

✳ 呼吸、脉搏

宝宝的呼吸方式以腹式呼吸为主，因一次吸入的空气量太少，故呼吸次数多于成年人。脉搏也和呼吸一样，次数比成年人多，每分钟跳动130~140次。

✳ 低体温

新生儿的体温调节能力尚未成熟，故体温容易下降到35℃以下。此外，新生儿皮下脂肪少，体表面积相对较大，皮肤很薄，血管较多，处于易于散热状态，所以较容易被室温所影响。建议室温保持在20~25℃，衣服薄厚合适，使宝宝维持在正常的体温范围内。

✳ 眼屎

早上醒来，新生儿眼睛部位会积存眼屎。如果是白色的就不用担心，用消毒棉花沾水擦拭掉就可以。若是眼睑水肿、眼睛充血并流出脓样、黄绿色的分泌物，就很有可能是新生儿结膜炎，应找医生治疗。

✳ 髋关节脱臼

髋关节脱臼是指新生儿大腿髋关节已经脱臼或者即将脱臼的状态。髋关节脱臼多见于女婴，其发生率为男婴的5~6倍。这种情况最好能早点发现，若过迟发现和治疗，可能会有后遗症。在出生后2个月内要尽可能检查出来，最迟也要在3个月之前发现并进行治疗。

髋关节脱臼初期可利用绑束带来治疗。

* **鼻塞**

    新生儿的鼻道狭窄，容易引起鼻塞。由于宝宝不能用口呼吸，故会发出"哽——哽——"的痛苦声音。此时应尽量保持室内空气的适宜温度和湿度。

* **心脏和血液**

    新生儿新陈代谢旺盛，但心肌力量薄弱、心腔小，每次搏出的血量少，因此必须以增加每分钟心跳的次数来弥补。一般新生儿每分钟心跳的次数为140次左右。哭闹、吃奶后或发热都可使心率加快。新生儿全身血液总量约300毫升。血流多集中于躯干和内脏，四肢较少，所以四肢容易发凉或呈青紫色。

新生儿特殊的生理现象

* **生理性乳腺肿大**

    男女新生儿均可发生，在出生后3~5天出现，乳房肿大如蚕豆大小，甚至可挤出少量乳汁。一般不必特殊处理，不可强行进行挤压，以防止引起继发性感染。新生儿出生后2~3周症状可自行消退。

* **马牙**

    新生儿的上腭中线和牙龈切缘上常有黄白色小斑点，称为"上皮珠"，俗称"马牙"或"板牙"，多是上皮细胞堆积或黏液腺分泌物堆积所致。于出生后数周至数月自行消失，不可用针去挑，以防引起感染。

* **喉鸣**

    新生儿喉鸣在刚生下来时还不明显，生后数周变得越发明显。这主要是由于新生儿喉软骨发育还不够完善，喉软骨软化造成的，一般在6个月到周岁期间自行消失。

产后 42 天新妈妈的检查

在新妈妈生完宝宝离开医院时，医生都会叮嘱：一定要记住产后 42 天到医院检查一下身体恢复的情况。此外，产后 42 天检查时，医生还会检查新妈妈是否患有某种疾病，如高血压、糖尿病等，新妈妈如有育儿方面的疑问也可以顺便让医生给予科学、合理地解答。

乳房

检查乳汁分泌是否正常，乳房是否有肿块、压痛，乳头是否有破裂等情况。为了防止上述情况出现，新妈妈应该这样做。

1. 哺乳时，不要让宝宝过度牵拉乳头。
2. 每次哺乳后，用双手轻轻托起乳房按摩 10 分钟。
3. 掌握正确的哺乳姿势。
4. 哺乳时，应两侧乳房交替哺乳，彻底吃完一侧乳房后再吃另外一侧。下次喂奶时，要从上次哺乳时后吃的那边吃起，保证总有一侧乳房的乳汁被排空。

血糖

如果产后 42 天第一次检查时发现血糖不正常，医生会要求新妈妈在 1~2 周内重复检查一次。新妈妈不要怕麻烦，及时复查，要为自己和宝宝的健康负责。

Tips

无论是顺产还是剖宫产，怀孕后发生巨大变化的脏器都会在产后 42 天左右逐渐恢复，尤其是子宫。产后 42 天复查就是为了及时了解新妈妈身体各方面是否恢复正常，以免留下健康隐患。产后复查不一定非得在第 42 天，如果没有什么不舒服，推后几天也无妨，产后 42~56 天检查都可以。

血压

不论妊娠期的血压是否正常，产后检查都应该测量血压。如果血压尚未恢复到正常水平，则应进一步随诊和治疗。

血常规、尿常规

患妊娠期高血压疾病的新妈妈，要注意其恢复的情况，并做尿常规检查。对妊娠合并贫血及产后出血的新妈妈，要复查血常规，如有贫血症状应及时治疗。患有心脏病、肝炎、泌尿系统感染或其他并发症的新妈妈，则应到内科或有关科室做进一步检查和治疗。

盆腔器官

1. 检查会阴及产道的裂伤、愈合情况，骨盆底肌肉组织紧张力恢复情况，以及阴道壁有无膨出。
2. 检查阴道分泌物的量和颜色，如果是血性分泌物，颜色暗而且量多，就表明子宫恢复不良或子宫内膜有炎症。
3. 检查子宫颈有无炎症或息肉，如有可于3~4个月后再复查、治疗。
4. 检查子宫大小是否正常，有无脱垂。如子宫位置靠后，则应采取侧卧睡眠，并且要每天以膝胸位运动来纠正。
5. 检查子宫附件和周围的组织有无炎症及包块。
6. 剖宫产术后者，应注意检查腹部伤口愈合情况，以及腹部伤口有无子宫内膜异位结节。

Tips

产后子宫的缩复需要一个过程，一般需要6周左右才能恢复到孕前大小。因此，每一位新妈妈都应该在产后42天左右做一次检查，了解子宫缩复的情况。此外，还要特别注意是否有产后恶露不断、偶尔有不定期地反复少量出血等现象，若有则需及时就医。

新生宝宝的检查

新妈妈去体检时，要带着宝宝一起去医院。妈妈去产后体检室，宝宝去新生儿科做健康检查。这次体检是对宝宝生长发育情况进行的一次全方位"大检阅"，对宝宝很重要，所以，新手爸妈要悉心准备，让宝宝顺利做完第一次体检。

在进行体检前，要注意宝宝的情绪。宝宝也会像大人一样有情绪不好的时候，所以应当避开宝宝烦躁或饥饿的时候去医院，防止宝宝因为烦躁而不能很好地配合医生。一般情况下，夏天的早上比较凉快，冬日的午后比较暖和，天气好的时候宝宝的精神会好一些，新手爸妈可以选择这个时段去医院检查。

在体检的前一天晚上，妈妈最好给宝宝洗个温水澡，换上干净的衣服。体检时穿的衣服要尽量宽松、便于穿脱，最好不要穿连体衣，避免给医生带来麻烦。

新手爸妈提前总结好在生活中遇到的问题，以便向医生进行咨询。通过体检，医生会给宝宝做一个总体的评价。此时，新手爸妈千万别错过咨询育儿相关问题的机会，如"宝宝发育是否正常"等，并做好记录。

一般来说，宝宝第一次体检的重点检查项目主要包括身长和体重两大方面。

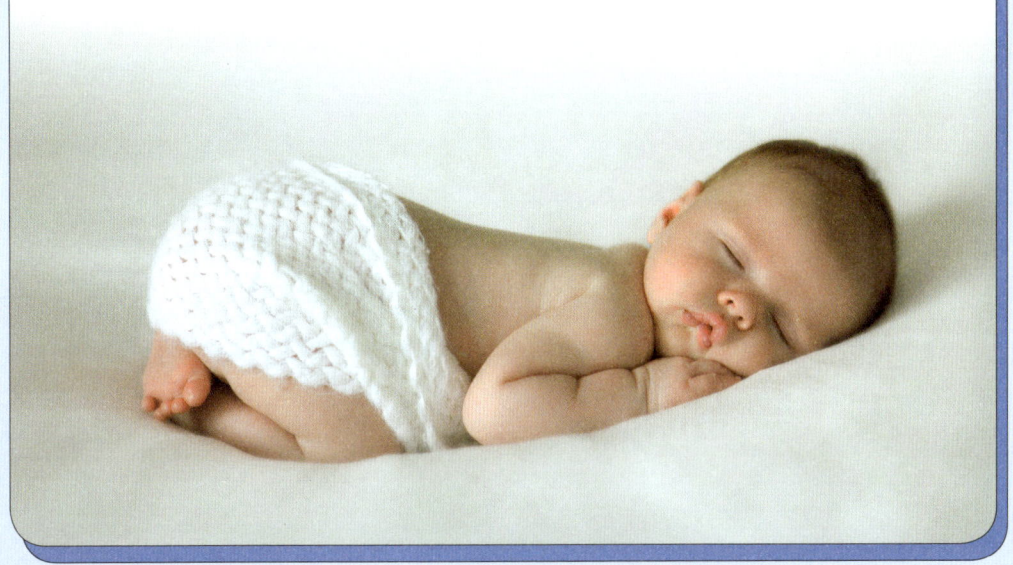

身长

配合医生，让宝宝平卧，腿伸直，不要蜷曲。测量前先脱去宝宝的鞋、袜。

42天时的身长参考标准如下。

男宝宝：(58.5±2.4) 厘米
女宝宝：(57.1±2.3) 厘米

Tips

宝宝的身高与骨骼发育有关，会受很多因素的影响，如遗传、营养、疾病及活动锻炼等，因此，新手爸妈一定更要保证宝宝营养全面、均衡，睡眠充足，同时让宝宝每天保持一定的活动量。

体重

42天的宝宝比较小，不能用标准人体磅秤测量。医生一般会用婴儿专用体重秤进行测量。专用体重秤类似托盘的形状，将宝宝放在托盘里就行了。

42天时宝宝的体重参考标准数值如下。

男宝宝：(5.62±0.63) 千克
女宝宝：(5.12±0.60) 千克

Tips

新手爸妈不仅要关注宝宝的体重是否达到参考标准，还应该注意宝宝体重增长的速度。有的宝宝出生时比较轻，没有达到参考标准，但其增长速度已达到正常水平，这时新手爸妈不必过于担心，因为宝宝的生长发育是正常的；有些宝宝出生时体重本来就重，虽然这次体检达到了参考标准的数值范围，但实际增长速度却比较慢，那么新手爸妈需要找一下原因，采取措施来补救。

网络热搜问答

产后如何预防妇科炎症？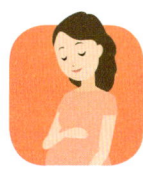

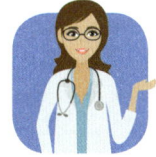

产科主任医师

产妇分娩时，产道会完全打开，细菌很可能会进入产道甚至宫腔内。产后新妈妈身体免疫力明显下降，身体恢复期内如果没有精心护理，就会诱发妇科炎症。那么如何预防产后妇科炎症呢？

新妈妈在孕期就应该注意私处卫生，定期体检，赶走产道内的有害细菌；新妈妈在产后应谨慎护理，切忌长期使用不合格的卫生用品。一旦检查出妇科炎症，新妈妈应遵医嘱服药。

恶露不绝是怎么回事？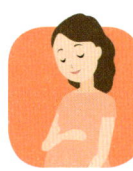

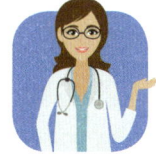

产科主任医师

新妈妈分娩后，恶露会持续几周。顺产的新妈妈正常情况下产后4~6周恶露会基本排尽。产后最初几天，恶露比较多，颜色鲜红，称为血性恶露；3~5天后恶露所含血量减少，变为淡红色，称为浆液恶露；产后10天至恶露排尽，恶露呈白色或淡黄色，称为白色恶露。正常的恶露有血腥味，但是不臭。如果产后6周恶露量依然很大，应该及时去医院就诊。

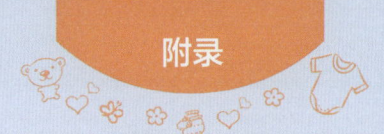

附录

0~3岁宝宝接种疫苗

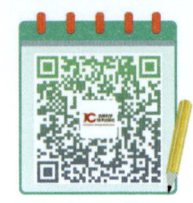

- 专家在线问诊
- 科学备孕攻略
- 孕期知识百科
- 膳食营养指南

扫码获取

一类疫苗接种时间表

一类疫苗是宝宝出生后必须要接种的。

计划免疫包括两个程序：一个是全程足量的基础免疫，即在1周岁内完成的初次接种；二是以后的加强免疫，即根据疫苗的免疫持久性及人群的免疫水平和疾病流行情况适时地进行复种，这样才能巩固免疫效果，达到预防疾病的目的。

以北京市为例，0~3岁的宝宝免费疫苗接种的时间及顺序见下表。

年 龄	疫苗名称	针（剂）数	可预防疾病
出生	卡介苗 乙型肝炎疫苗	第一针 第一针	结核病 乙型病毒性肝炎
1月龄	乙型肝炎疫苗	第二针	乙型病毒性肝炎
2月龄	脊灰疫苗	第一针	脊髓灰质炎
3月龄	脊灰疫苗 百白破疫苗	第二针 第一针	脊髓灰质炎 百日咳、白喉、破伤风
4月龄	脊灰疫苗 百白破疫苗	第三针 第二针	脊髓灰质炎 百日咳、白喉、破伤风
5月龄	百白破疫苗	第三针	百日咳、白喉、破伤风
6月龄	乙型肝炎疫苗 A群流脑疫苗	第三针 第一针	乙型病毒性肝炎 流行性脑脊髓膜炎
8月龄	麻风二联疫苗	第一针	麻疹、风疹
9月龄	A群流脑疫苗	第二针	流行性脑脊髓膜炎
1岁	乙脑减毒疫苗	第一针	流行性乙型脑炎

续表

年 龄	疫苗名称	针（剂）数	可预防疾病
18月龄	甲肝疫苗 百白破疫苗 麻腮风疫苗	第一针 加强 第一针	甲型病毒性肝炎 百日咳、白喉、破伤风 麻疹、流行性腮腺炎、风疹
2岁	甲肝疫苗 乙脑减毒疫苗	第二针 第二针	甲型病毒性肝炎 流行性乙型脑炎
3岁	A+C群流脑疫苗	加强	流行性脑脊髓膜炎

二类疫苗接种时间表

如果选择注射二类疫苗，应在不影响一类疫苗情况下进行选择性注射。要注意的是，如果接种过活疫苗（麻疹疫苗、乙脑疫苗、脊灰糖丸），要间隔4周才能接种死疫苗（百白破、乙型肝炎、流脑及所有二类疫苗）。同样以北京市为例，家有0~3岁宝宝的父母可有选择性地自费、自愿接种此类疫苗。以下为二类疫苗的接种时间和顺序。

疫苗名称	预防疾病	使用人群与接种次数
五联疫苗	预防白喉、破伤风、百日咳、脊髓灰质炎、B型流感嗜血杆菌	2月龄以上的婴儿，在2、3、4月龄，或3、4、5月龄分别进行1针基础免疫；在18月龄进行1针加强免疫
B型流感嗜血杆菌结合疫苗	B型流感嗜血杆菌感染	6月龄以下儿童注射3针，间隔1~2个月，一年后加强1次；间隔1个月，于出生后第二年加强接种1次
水痘疫苗	水痘	19.5月龄接种第1针，4岁14天接种第2针
13价肺炎疫苗	肺炎	共4次，2.5月龄、3.5月龄、4.5月龄、12.5月龄各1针，共4次
流感疫苗	流感	用于6月龄以上儿童，属季节性接种，首剂接种2针，两针次之间间隔1个月，之后每年接种1针
轮状病毒疫苗	宝宝秋季腹泻	2个月至3岁以内婴幼儿每年口服1次，共4次

注：表中疫苗全部为自费疫苗，必须在医生指导下进行接种。

入园前，检查疫苗预防接种证

预防接种证是宝宝预防接种的全程记录，在送宝宝入园前，要先检查宝宝的接种情况。

宝宝到入园的年龄了，当你在给宝宝寻找合适的幼儿园的同时，别忘了还有一件事要做，那就是找出宝宝的预防接种证，好好地检查一遍。

✻ 免疫是否完成

在幼儿园接收宝宝时，幼儿园的保健医生需要验看预防接种证（上面记录着宝宝每次接种疫苗的种类、时间、疫苗批号、接种后有无严重不良反应、下次接种的预约时间等），如果宝宝没有完成规定的计划免疫，原则上必须是先补上未接种的疫苗，然后宝宝才能入园。

为了减少不必要的麻烦，在计划将宝宝送入幼儿园时，应该好好地检查这本预防接种证。如果发现宝宝疫苗接种有遗漏，一定要在入园前补上。其中宝宝1岁以后的疫苗加强接种是最容易遗忘的，一定要仔细核对，及时补种。

当宝宝进入幼儿园后，计划免疫疫苗的加强接种，在部分地区将直接由幼儿园负责集体接种。因此，宝宝接种疫苗时出现的一些较严重的不良反应最好请保健医生直接写在幼儿园的预防接种证上，以免疏漏。接种后，宝宝出现低热、局部红肿、哭闹等现象，也要告知幼儿园的保健医生。如果宝宝上的是寄宿制幼儿园，这些情况更要详细地与老师沟通。

✻ 计划外疫苗接种了哪些

查一查宝宝接种了哪几种计划外的自费疫苗。这些自费疫苗也需要按顺序接种数次，完成全程接种后才能起到良好的保护作用。同时，由于只有在完成全程接种的一个月以上，人体才能产生足够的抗体，因此，自费疫苗的接种最好按推荐程序或至少在宝宝进入幼儿园的一个月前就完成。

如果宝宝进入幼儿园时这些疫苗还没有完成全部接种，或者还需要加强接种，务必记住接种的时间。因为这些疫苗的接种仍然需要爸爸妈妈带着宝宝到医院保健科接种。

Tips

一定要保管好宝宝的预防接种证

预防接种证会伴随着宝宝一路成长。宝宝进入幼儿园，升入小学、中学，甚至以后因各种原因申请出国时，都需要出示这本预防接种证。它的重要性不亚于宝宝的出生证，一定要好好保管。